KB269630

만성체중이 내 몸을 죽인다

만성체증이 내 몸을 죽인다

2011년 08월 10일 1판 1쇄 박음
2018년 03월 05일 1판 3쇄 펴냄

지 은 이   백승헌
펴 낸 이   김철종
펴 낸 곳   (주)한언
출판등록   1983년 9월 30일 제1-128호
책임편집   배상현
디 자 인   김문정
주   소   서울시 종로구 삼일대로 453(경운동) KAFFE 빌딩 2층(우 110-310)
전화번호   02)701-6911
팩스번호   02)701-4449
전자우편   haneon@haneon.com
홈페이지   www.haneon.com
I S B N   978-89-5596-755-5   13510

만성체증이 내 몸을 죽인다

백승헌 지음

한언

병명 없는 증세 '체증'의 자연치유법을 찾아서

"속이 메스껍고 머리가 너무 아파요."

"가슴이 답답하고 뭔가 꽉 막힌 것 같아요."

이렇게 증세는 있는데 이렇다 할 병명이 나타나지 않는다면 어떨까? 물론 병명 없는 증세는 많다. 하지만 체증처럼 구체적인 증세가 많으면서 병명이 나타나지 않는 경우는 드물다. 심각한 체증도 대개는 단지 신경성 위장기능 장애나 만성위염 정도로 진단이 나온다. 상황이 이렇다 보니, 실제 심각한 증세에 시달리면서도 자신이 체증이라는 사실을 아는 사람은 많지 않다. 몸은 아픈데 병명이 나타나지 않아 정신적 문제로만 치부해야 할 때, 그 답답한 심정은 겪어보지 않는 사람은 알 수 없다.

체증은 급체 혹은 체했을 때 나타나는 증세로, 누구나 한두 번쯤은 겪어보았을 것이다. 그럼에도 불구하고 동서 의학, 그 어디에도 체증에 대한 명확한 해법은 없다. 체증 때문에 일어나는 각종 질환이 너무나 많은데도 여전히 미개척지인 것이다. 체증을 몇 년간 그대로 두면 심각한 질병을 초래할 수 있다. 초기엔 쉽게 내려가지만 반복해서 체증에 걸리면 대략 5년 이내 만성화된다. 일단 만성체증이 되면 증세는 매우 복잡하다. 급체는 자각이 뚜렷하지만, 만성체증은 자각 증상뿐 아니라 무자각 증상도 나타나기 때문에 치료가 쉽지 않다.

일반적으로 급체일 때는 손톱을 따고 소화제를 먹고 자연치유를 하지만, 만성체증으로 발전하면 이러한 처치가 통하지 않는다. 대개 가슴이 답답하고 머리가 무겁고 아프며, 얼굴이 쉽게 상기되거나 무기력증이 생긴다. 상황이 이쯤 되면 부랴부랴 병원을 찾지만 대부분 신경성 위장기능장애라는 진단을 받을 뿐 별다른 해결책을 얻지 못한다. 답답한 마음에 민간요법, 대체의학 등 몇 년을 온갖 방법을 다 동원하지만, 결국 포기 상태에 이른다. 심각한 체증을 겪고 있는 사람들은 대개 이런 과정을 겪는다.

그렇다면 이렇게 심각한 체증이 왜 그렇게도 치유가 되지 않는 것일까?

그 이유는 체증이 심신의 문제로 식도에 기능 이상이 생겨 발생하는 일종의 음식물 교통사고이기 때문이다. 따라서 체증은 기본적으로 음식과 식도의 문제이며, 이는 체질과 관련이 있다. 사상 체질을 창시한 동무 이제마 선생도 식도가 좁아지는 증세인 열격증, 위에서 음식을 받아들이지 못하는 증세인 반위증, 다리에 힘이 들어가지 않아 걸음이 불편한 증세인 해역증 등의 체증을 앓고 나서 체질을 연구했다.

열격증은 식도체증으로 음식물을 삼키기가 어렵고 토할 것 같으며 목에 무언가가 걸린 듯한 느낌이 드는 매핵기가 생기기도 한다. 또 반위증은 체증으로 인해 소장에서 기운이 막혀 발생하며 저녁에 먹은 것을 아침에, 아침에 먹은 것을 저녁에 토해내는 증세다. 서양의학에서는 이를 위암, 위무력증, 유문협착증 등으로 나누어 진단한다. 이제마 선생은 해역증과 열격반위증으로 엄청난 고통을 겪으며 사상 체질을 발견했다. 이로 미루어볼 때 체증은 스트레스와 같은 심리적인 요인과 유전에 의한 체질적 조건과 관련이 깊다는 것을 알 수 있다. 실제 평생 동안 체증을 전혀 모르는 체질이 있는가 하면, 늘 체증으로 고생하는 체질이 있다. 체질은 한 사람의 생체 시스템이기 때문에, 체질적으로 균형이 잡혀 있는 사람은 체증을 모른다. 반면에 체질적으로 불균형이 일어나면 음식물로 체증을 앓게 되는 경우가 많다.

음식물은 구강에서 항문까지 9m의 '도로'를 통해 이동한다. 이 과정에서 소화기 시스템에 문제가 있으면 체증이 생길 수밖에 없다. 실제로 체증은 체질과 음식물의 관계에서 그 원인을 찾을 수 있다. 특정 체질을 지닌 사람이 특정 음식을 먹으면 어김없이 체하는 것을 보면 쉽게 이해할 수 있다. 몇 사람이 똑같이 삼겹살을 먹어도 유독 특정인만 체기를 느끼는 것처럼 말이다. 이렇게 체증은 체질적으로 불균형한 사람이 잘 걸린다. 체증의 자연치유가 어려운 이유가 바로 그 때문이다. 따라서 체증은 체질과 음식물의 관계를 통해 자연치유의 방법을 찾는 것이 바람직하다.

필자가 체증을 연구하기 시작한 이유는 특별한 가족병력 때문이었다.

필자는 어릴 때부터 체증 때문에 힘들어하는 부모형제들을 보며 자랐다. 식후에 심한 트림을 하거나 "쇳목 오른다"라는 말씀을 자주 하셨던 어머님, 늘 체증으로 힘들어하던 큰누님, 셋째누님, 그리고 체증 때문에 황달과 흑달로 고생하시다 마침내 간경변 진단을 받으셨던 아버님까지. 온 집안 사람이 체증이 있었다. 지금은 고인이 되신 어머님과 아버님은 체증으로 고통을 많이 받으셨다. 어머님은 협심증과 당뇨병이 있으셨고, 아버님은 간경변증 진단까지 받으셨다가 체증을 가라앉힌 후 건강을 되찾기도 하셨다.

체증이 가장 극심했던 셋째누님은 각종 수술을 11차례나 받을 정도였다. 물론 필자도 예외는 아니었다. 조금만 과식하면 끅끅거리며 신물을 맛보아야 했다. 또한 체증 때문에 20대 초부터 윗배가 나왔다. 특히 대개의 남성들이 그렇듯 무자각체증을 겪었는데 얼굴에 열이 오르는 상기증과 비염, 가슴 답답증을 겪으면서도 어떻게 해야 하는지도 몰랐다. 음식을 먹은 후에 신물과 트림, 끅끅거림과 머리와 가슴의 열은 극심했다. 그러나 병이 아니었기 때문에 어떻게 할 도리가 없었다.

그 후 필자는 오랜 연구 끝에 체증과 상기증에 관한 자연치유법을 개발했다. 단순히 몇 사람의 체증을 완화해주는 수준이 아니다. 이미 수백 명의 체증을 해소시켰고, 수많은 실험과 검증을 거쳤다. 그리하여, 필자는 이 소리 없는 살인자 '체중'을 고발하고 처단하고자 한다. 실체를 밝히는 것이 고발이고 자연치유법을 명확하게 제시하여 체중을 내리는 것이 처단이다. 따라서 나는 이 한 권의 책을 읽고 자연치유를 통해 수많은 사람들이 체중에서 벗어날 수 있기를 간절히 바란다.

이 책을 쓸 수 있도록 도와주신 김지영 님과 NRC의 김영찬 님, 박민숙 님, KBS의 김학수 님, 대전의 이경숙 님과 황혜빈 님, 만성체중으로 고통받다가 자연치유한 고유진 님, 김진성 님, 김인숙 님, 김현진 님, 황현숙 님을 비롯해서 많은 자문을 해준 강승찬 님, 김수경 님, 정성균 님에게 고마움을 전한다.

끝으로 오랜 시간 체중으로 고생하고 있는 분들께 한마디 전하고 싶다.

"체중은 병이 아닙니다. 그래서 약에만 의존할 일이 아닙니다. 체중이 오래되면 증세가 심해지면서 각종 질병을 유발하기 때문에 반드시 자연치유를 해야 합니다."

2011. 3. 10

28체질연구소에서 의산 백승헌

만성체증을 극복하고 새로운 세상의 빛을 보다

병명조차 나오지 않는 증세에 시달려본 사람은 그 막막한 느낌을 안다. 그것은 마치 망망대해에서 나침반 없이 항해를 하는 것과 같다. 무엇 때문에 몸이 아프고 죽음을 넘나드는 고통을 겪고 있는지 모를 때의 답답함이란 이루 말로 표현할 수가 없다.

한때 내가 그랬다. 프랑스 파리에서 유학 생활을 할 때였다. 당시 파리의 국립음악원에서 플루트를 전공하고 있었는데, 어느 날부터 갑자기 음식을 제대로 먹을 수가 없었다. 잠을 잘 수도 없었고 갖가지 증세로 온몸의 균형이 깨지는 느낌이 들었다. 그런 상태에서도 학교 수업을 하느라 심신이 망가졌다. 증세가 심해지자 악기 연습을 할 수 없을 정도로 손바닥과 발바닥이 갈라지는 피부건조증 때문에 손에 붕대를 감아야 했다. 좋았던 피부는 누렇게 뜨고 거칠어졌다. 당시의 증세는 셀 수 없을 정도로 많다. 그 증세는 다음과 같다.

1. 가슴이 답답하며 호흡이 불편하다.

2. 명치 윗부분이 막힌 듯하고 명치 아래에는 통증이 있다.

3. 매핵기가 있고 역류성 식도염이 있다.

4. 하품과 트림이 나오며 기분이 나쁘다.

5. 뒷머리가 묵직하고 눈이 침침하며 건조해진다.

6. 어깨와 날개뼈 중앙이 경직되며 뒷목이 뜨겁다.

7. 가스가 차고 속이 더부룩하며 기력이 저하된다.

8. 속이 메스껍고 진땀이 난다.

9. 피부가 어두워지며 건조해지고 기미나 잡티가 생긴다.

10. 어지럽고 우울해지며 건망증이 생긴다.

11. 손과 발에 각질이 일어나고 목이 잘 붓는다.

12. 얼굴에 열꽃이 피고 온몸이 무겁고 피곤하다.

13. 변비가 심하다.

14. 가끔 팔다리에 힘이 빠지면서 진땀이 난다.

15. 손을 따거나 등을 두드리지 않으면 속이 불편하다.

16. 누워서 자지 못하고 앉아서 자거나 불면증에 시달린다.

17. 하체가 차며 손과 발의 혈액순환이 잘 안 된다.

18. 어깨에 담이 생기기도 하고 등이 아프다.

19. 배를 만지면 무엇인가 딱딱하게 굳어 있는 느낌이 든다.

20. 컨디션이 늘 불규칙적이고 자주 진땀이 난다.

21. 불안하고 초조하며 두려움이 엄습한다.

　당시에는 원인도 알 수 없었고, 병명도 모른 채 지독한 고통에 시달렸다. 세월이 흘러도 변화가 없었다. 여전히 증세는 심했고 병명은 찾을 수가 없었다. 심지어 생리불순까지 생기게 되었고 그런 증세는 귀국 후 5년 동안이나 계속되었다. 하지만 여전히 어떻게 해야 할지 방향을 못 찾았다. 병원이나 한의원을 전전했고, 입원을 했으며, 고가의 약을 구입해 먹었지만 효과가 없었다. 증세가 심할 때는 의식을 하지 않으면 호흡을 하기가 불편하고 잠을 이룰 수 없었다. 몇 번이나 심장이 멈추는 것 같은 통증으로 구급차를 불렀다. 119에 긴급 요청을 해서 응급실에 실려 가기도 했다. 그러나 피 검사를 비롯한 온갖 검사를 해도 아무런 이상이 없었다. 신경성이라는 진단이 고작이었다.

　죽을 것 같은데도 병명이 없다는 것은 엄청난 고통이었다. 증세가 심해지고부터는 삶의 의욕을 잃고 심한 우울증에 걸렸다. 내 삶의 질은 바닥까지 내려앉았다.

　그러다 우연히 자연치유법으로 눈을 돌렸다. 닥치는 대로 책을 읽다가 28체질론을 알게 되었다. 처음 28체질연구원을 찾았을 때, 백 원장님은 심각하기만 한 나의 증세를 체중으로 인한 상기증과 공황장애라고 진단했다.

그전에 공황장애는 알았지만 체증과 상기증이라는 증세는 처음 들었기 때문에 생소했다. 지푸라기라도 잡는 심정으로 한번 믿어보기로 했다. 그 후 3개월, 그 오랜 세월 나를 괴롭히던 증세가 감쪽같이 사라졌다. 놀라웠다. 그 모든 증세가 씻은 듯이 자연치유 되었다니. 그리고 또 한 가지 놀라운 사실은 그 증세들이 유전적인 요인이었다는 것이다. 할머니와 아버지, 오빠가 모두 체증으로 고생하시고 힘들어하는 이유를 이해하게 되었다. 단순한 음식의 문제로 알고 있었던 그 증세가 사실은 만성체증이라는 것을 알게 된 것이었다.

할머니는 연로하셨지만 체증으로 고생하셨고 아버지의 증세도 체증으로부터 비롯되었다는 것을 알게 됐다. 늘 트림을 하고 체증을 느끼셨던 아버지도 심각한 만성체증이었다. 아버지는 젊은 시절 사업을 하며 겪은 각종 스트레스 때문에 폭식과 과식을 했고, 그러한 나쁜 식생활 습관 탓에 당뇨를 앓았다. 그러던 중에 동창회에서 과식을 하고 맥주를 마시다 쓰러졌다. 만성체증으로 인한 심근경색이었다. 당시 사선을 넘나드는 어려운 심장 수술을 받고 겨우 회복하셨다. 그 후 몸이 안정되자 야식을 한 다음날 아침 사우나를 하던 중에 뇌출혈로 쓰러졌다. 폭식과 과식으로 인한 만성체증의 합병증이었다. 그 모든 증세가 만성체증이 원인이라는 것을 안 것은 불행 중 다행이었다. 뇌졸중 치료를 위한 식이요법을 비롯하여 체증의 자연치유를 병행한 결과, 지금은 완전히 건강을 회복했다.

　　이러한 가족의 병력과 나의 고통스러웠던 체중의 자연치유는 내 삶을 바꾸기에 충분했다.

　　실제 나는 긴 터널에서 벗어나 새로운 세상의 광명을 보고 있다. 내 몸이 탁해지고 각종 증세가 있을 때는 그렇게 세상이 어두웠는데, 건강해지자 모든 것이 바뀌었다. 결국은 몸과 마음이 하나로 작용한다는 것을 터득했다. 그리고 지금은 만성체증과 상기증, 공황장애를 완전히 극복하고 건강한 삶을 누리고 있다.

　　나아가 나와 같은 고통을 받고 있는 다른 많은 분들에게 도움이 되고자 28체질연구소에서 식이요법을 연구하고 있다. 음식은 곧 약이고 건강의 핵심이다. 병을 만들 수도 있고 치유할 수도 있는 것이 음식이다.

　　이 책에 쓰여 있는 모든 식이요법은 저자가 직접 먹고 체험하며 자연치유했던 메뉴를 바탕으로 작성한 것이다. 몸소 철저하게 검증하여 선정한 것을 바탕으로 한 것이다. 체중에 대한 수기를 쓰기로 한 이유도 바로 그렇게 내가 몸소 검증하고 체험을 했고 누구보다 고통을 받았기 때문이다.

　　이 책으로 나와 유사하게 고통받는 모든 분들이 자연치유하시길 바라며, 소화기의 건강법에 대해 제대로 알고 모든 분들이 건강하고 행복해지기를 진심으로 기원한다.

김지영(식이요법 연구가)

| CONTENTS |

모르는 사이,
당신의 몸은 병들고 있다

CHAPTER 1

모르는 사이,
당신의 몸은 병들고 있다

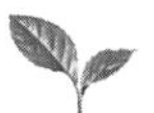

병명 없는 체증의 증세

영국 웨스트민스터 사원에는 역사상 유명했던 사람들의 유해와 추도문이 진열되어 있는 아주 작은 석판이 하나 있다. 그곳에는 매우 흥미진진한 내용이 새겨져 있다. 정확하게 152세까지 장수한 세계 최장수 노인에 대한 기록이다.

"토마스 파. 서기 1483년 슈루즈버리에서 태어나 그의 생애는 10명의 왕, 에드워드 4세, 에드워드 5세, 리처드 3세, 헨리 7세, 헨리 8세, 에드워드 6세, 메리, 엘리자베스, 제임스 1세, 찰스 1세의 치세에 이르렀다. 1635년 11월 15일 여기에 잠들다. 향년 152세."

파가 웨스트민스터에 매장되기 전, 그의 삶은 철저하게 조사되었다.

그의 고향 교구 기록에 의하면 세례를 받은 해가 1483년으로 되어 있다. 이외의 법률상의 서류와 재판소 기록에는 그가 1518년 아버지로부터 작은 농장을 상속받았으며, 1563년 80세가 되던 해 처음 결혼했다는 기록이 있다. 또 1588년 캐서린 밀턴이라는 처녀와 혼외정사를 통해 사생아를 낳았다는 기록이 있으며, 1605년에는 122세로 재혼했다고 기록되어 있다. 파의 장수에 대한 놀라운 사실은 결국 국왕의 관심을 끌었다. 국왕은 장수를 연구하기 위해 그를 궁전으로 초대했다. 왕궁에 초대된 파는 뛰어난 지혜와 놀라운 기억력을 선보였다. 그러다 갑자기 궁전에서 죽음을 맞이하게 된다. 그가 죽자 찰스 왕은 그가 장수한 이유를 밝혀내기 위해 최초로 혈액순환의 원리를 발견한 것으로 유명한 외과의사 윌리엄 하비에게 부검을 명했다. 의사의 보고는 명료했다.

"파의 사인은 익숙하지 않은 왕실의 사치스런 식사로 인한 '급성소화불량'이다."

부검 결과 내장기관은 모두 완벽한 상태였다. 하비가 그린 해부도에 의하면 모든 장기가 정상적인 위치에 있었고, 장기의 색이나 모양도 지극히 정상이었다. 내부 장기의 문제가 아니라 일시적인 급체라는 뜻이다. 그토록 건강한 그가 왜 한낱 급체 때문에 죽게 되었을까?

그에 대한 기록은 몇 가지 시사점을 던져준다.

첫 번째는 체증이 다양한 메뉴의 음식물과 깊은 관련성이 있다는 것이고, 두 번째는 급성소화불량 즉 급체는 죽음에 이르게 할 수 있는 대형 사고라는 사실이다. 따라서 체증은 단순한 증세가 아니라 여러 요인들이 결합된 증세로서, 깊이 연구해야 할 분야이다.

체증은 체질적 원인과 음식물에 대한 소화기의 장애 때문에 나타난다. 갑작스런 환경적 변화나 음식물에 대한 소화기의 변화는 체질적인 변화를 초래하기 때문에 만성체증으로 발전할 가능성이 매우 높다.

만성체증에는 기본적으로 자각체증과 무자각체증이 있다. 자각체증은 증세가 나타나는데도 치유가 잘 안 된다. 반면에 무자각체증은 별 증세 없이 열이 나고 속이 더부룩한 증세가 장기화되는 특성이 있다. 자각체증은 증세가 뚜렷하지만 흔히 만성소화질환으로 인식된다. 하지만 소화제를 먹거나 여러 가지 요법을 시도해도 별 효과가 없는 경우가 많다.

왜 유독 우리나라에만 체증이 많을까?

2011년 4월 서울의 한 대형 병원에서 1년간 진료를 받은 2만여 명을 대상으로 조사한 결과, 신경성 위염이나 스트레스성 소화불량을 호소하는 환자 수가 지난해에 비해 50%나 증가했다. 또 다른 연구에서는 전 국민의 10% 정도가 소화성궤양을 앓고 있다는 결과를 내놓기도 했다. 그렇다면 도대체 유독 우리나라에만 체증이 많은 이유는 뭘까? 지금부터 그 이유를 살펴보자.

첫째, 사계절이 뚜렷해 날씨와 기온의 변화가 많다.

날씨의 변화와 기온의 차이가 나타나는 환절기는 체질적으로 많은 영향을 준다. 갑작스러운 날씨의 변화와 기온의 차이로 인해 체질적 불균형이 나타나서 체기를 유발할 가능성이 높다.

둘째, 산나물과 뿌리식물처럼 거칠고 질긴 음식물이 많다.

세계적으로 산나물과 뿌리식물을 우리 민족처럼 많이 먹는 경우는 없다. 산나물, 도라지, 더덕, 우엉 등 거칠고 질긴 종류들은 소화흡수도 힘들게 하며 식도의 교통 상황을 악화시키는 원인이 된다.

셋째, 김치류를 비롯하여 장아찌류, 절임류, 매운탕 등 지나치게 맵고 자극적인 음식이 많다. 혀와 식도를 편안하게 해주는 담백한 맛이 아닌 이런 음식물은 체기를 유발하기 쉽다.

넷째, 지나치게 다양한 음식을 한 번에 먹는다.

외국의 가정식은 매우 단순하다. 그러나 우리나라는 한 번에 지나치게 여러 음식을 먹는다. 육, 해, 공의 식재료가 한꺼번에 있는 식단은 재료의 성질이 서로 충돌해 체기를 유발하기 쉽다.

다섯째, 냉장고에 보관되어 있는 밑반찬을 많이 먹는다.

냉장고에서 즉시 꺼내어 섭취하는 밑반찬은 찬 기운이 많아서 소화기의 온도를 떨어뜨린다. 편리하다는 이유로 여러 밑반찬을 만들어놓고 오랫동안 섭취하게 되면 체기를 유발하기 쉽다.

마지막으로 타인과 비교하는 의식과 허례허식이 많은 문화 풍토도 체기를 유발하는 원인이 된다. 한 끼를 먹더라도 상다리가 부러지도록 차려야 하고, 외식을 하더라도 여러 음식을 가득 시켜야 남들 보기에 부끄럽지 않다고 생각하는 사람들이 많다. 건강에도 좋지 않고 나라 경제에도 좋지 않은 일이니 꼭 먹을 만큼만 섭취하는 습관을 들이도록 노력해보자.

급체 후 만성체증으로 발전하면 복잡한 증세가 나타난다. 식도를 비롯해서 내장의 모든 장기와 연계되어 있어서 여러 가지 합병증을 유발하기 때문이다.

일반적으로 급체는 어쩌다 한 번 일어나는 것으로 생각하기 쉽다. 하지만 한 번이라도 심한 급체를 겪으면 몸 안에 체기가 잠복되는 경우가 많다. 급체의 체기가 잠복되어 만성화되는 기간이 최소 5년에서 10년까지 걸리기 때문이다. 일 년에 급체를 몇 번 반복하고 심한 고통을 느끼는 상태면 이미 심각한 만성화가 된 것으로 판단해야 한다. 대개의 체증은 병명 없이 증세만 나타나며 만성화된 체기는 체질적으로 고착화된다.

따라서 체증은 초기에 뿌리를 뽑는 것이 중요하다. 급체를 여러 번 경험하거나 속이 어딘지 막힌 듯 불편하다면, 소화기 시스템의 경고라고 받아들이고 적극적인 자연치유법을 실행해야 한다.

신경성이 아니라 '음식 교통사고'이다

사람들은 대부분 과식하면 꺼~억하고 트림을 한다.

소화기는 과식이나 폭식, 대식을 할 때 많은 부담을 느낀다. 과식으로 인한 트림은 위장이 힘든 상태임을 알려주는 신호이다. 그래서 트림을 자주하거나 머리가 아프고 가슴이 답답한 상태라면 속이 막혀 있다는 경고이다.

실제 초기의 체증은 '꺼~억' 하는 소리와 함께 시작된다. 그러나 체기가 잠복되어 만성이 되면 생체 시스템의 신호가 불명확하게 나타난다. 따라서 체기를 잘 못 느끼게 되어 단순히 소화불량, 소화기능 저하쯤으로 받아들이게 된다. 증세가 심해지면 병원으로 가서 온갖 검사를 받지만 대개는 신경성으로 진단을 받고 신경성 약물을 복용하게 된다. 그러나 속이 막혀 나타나는 소화불량이나 소화기능 저하의 증세는 절대로 신경성이 아니다. 실제로 소화기에서 나타나는 일종의 음식물 교통사고이며, 시스템 오류이다.

음식 교통사고의 원리

음식물이 통과해야 할 도로인 소화기는 입을 거쳐 식도, 위장, 십이지장, 소장, 대장, 직장을 거쳐 항문까지 약 9m나 된다. 성인 키의 5배가량 되는 복잡한 길이다. 이 소화관은 하나로 이어져 있고 기능적으로도 연계되어 있다. 따라서 특정 구역에서 체증이 일어나면 연쇄적인 반응이 나타난다.

더욱이 식도를 비롯한 소화관은 음식물이 내려가지 않으면 기능적 이상이 초래되거나, 소화기에 음식물이 정체되어 생기는 곁주머니인 게실이 생기는 등 변형이 일어나기 쉽다. 기능적 이상도 문제지만, 식도게실을 비롯해 대장게실까지 나타날 수 있기 때문에 음식물로 인한 소화기 변형의 위험성도 대단히 높다.

음식물 교통사고와 내장의 변화

1. 간 – 간염, 간암, 간경변 등을 유발한다.

2. 폐 – 폐렴, 폐암, 기관지염 등 각종 폐기능 저하를 유발한다.

3. 뇌 – 뇌출혈을 비롯한 각종 종양을 유발한다.

4. 심장 – 고혈압, 협심증, 심장병을 유발한다.

5. 신장 – 방광염, 신우염, 신장암 등 각종 신장기능 저하를 유발한다.

6. 비장 췌장 – 위염, 췌장염, 상기증, 당뇨, 고혈압, 대사증후군 등을 유발한다.

만성체증이 심해지면 죽을 것 같은 고통이 느껴진다. 가슴답답증, 호흡곤란, 변비, 불안과 초조감, 혈액순환장애, 피부건조증 등 각종 이상 증세를 수반한다. 심하면 공황장애로 발전하며 심각한 우울증에 빠질 수 있다. 이처럼 만성체증은 고통스럽지만 체기가 늘 잠복되어 있어 겉으로 이상 증세가 나타나지 않아 그냥 지나치기 쉽다. 모르는 새 병을 키우고 있는 것이다.

왜 그런 현상들이 반복적으로 되풀이될까?

체기가 잠복되는 주요 원인은 스트레스와 체질적 조건, 그리고 음식의 문제이다.

스트레스와 체질적 요인은 개별적으로 차이가 있다. 하지만 그것보다 더 근본적인 원인은 음식물이다. 앞서 설명한 것처럼 우리나라의 식문화는 다양한 음식을 한꺼번에 섭취하는 모양새다. 밥, 국, 찌개, 김치, 주 반찬, 밑반찬에 그것도 모자라 식후에는 꼭 커피까지 마신다. 그러니 이 많고 다양한 음식의 성분들이 서로 충돌하고 찬 기운, 더운 기운이 부딪치며 체기를 유발하지 않겠는가. 따라서 일단 속에서 뭔가 막히는 듯한 체기를 자주 느낀다면 식단부터 바꾸어야 한다. 단순하면서 영양가가 높고 양이 적은 소식이 소화기를 편하게 해주어 체기를 일으키지 않는다.

그렇게 해야 소화기의 시스템이 안정되고 통제가 잘된다. 교통체증에 비유하면 차량의 숫자가 줄어들고 거리가 복잡하지 않으면 소통이 잘되는 원리와 같다. 따라서 체증에 걸리지 않으려면 단순한 식단과 소식, 여러 번 씹어 먹는 다작식을 생활화하여 음식이 소화기 내에서 원활하게 소통할 수 있도록 해야 한다.

속을 편하게 하고 체기를 내리는 과정은 결코 어렵지 않다.

수많은 체증들, 급체, 만성체증을 보며 느낀 결론은 단 한 가지, 식도를 비롯한 소화기의 시스템이 안정되어 있고 소식과 단순식을 한다면 체기가 생기지 않는다는 점이다. 일본, 한국, 지중해 연안 국가 장수촌의 사례를 살펴보면, 하나같이 소식과 단순식으로 건강을 유지하고 있다는 것도 이를 뒷받침한다.

체질적 불균형이 체중의 원인이다

체중의 근본적인 원인은 체질적 불균형이다.

심한 체증을 겪는 사람에게 언제부터 그 증세를 느꼈는지 물어보면 대개 이렇게 말한다.

"어릴 때부터 잘 체했어요. 늘 속이 답답하고 더부룩하며 소화가 잘 안 돼요."

어떤 분은 언제부터인지 잘 모르겠다고 말하기도 한다. 그런데 재밌는 사실은 이런 사람들의 집안에는 체증으로 고생하는 사람이 더 있다는 것이다. 결국 유전적으로 체증을 잘 겪는 체질이 따로 있다는 이야기가 된다. 물론 한 가정에서는 음식을 섭취하는 패턴이 비슷하기 때문이라고 생각할 수도 있다. 그러나 결혼해 따로 사는 친족 간에도 비슷한 체증을 겪는 경우가 많은 것으로 볼 때, 근본적인 원인은 유전적인 체질이라 할 수 있다.

사상 체질의 창시자 동무 이제마 선생은 체증의 한 증세로 음식을 먹으면 넘기기 어렵고 넘어가도 이내 토해내며, 입안에 침이나 거품이 고이는 증상인 열격반위증 때문에 체질을 연구했다고 전해진다. 이미 오래 전부터 우리 조상들은 체중과 체질에 관해 관심을 가졌던 것이다. 그런데도 현재까지 이와 관련된 연구가 미비하다는 것은 아이러니한 일이다. 체질과 체중의 관계를 진단하는 법은 다음과 같다.

체질의 불균형과 체증의 관계 진단법

1. 상체의 열이 많고 가슴이 답답하며 편두통이 있다. ☐
2. 겁이 많고 심장의 기능이 약하다. ☐
3. 음식을 많이 가리고 소화가 잘 안되며 위가 약하다. ☐
4. 폐가 약하고 기관지의 열이 매우 많다. ☐
5. 정신적인 충격이나 고통을 계기로 소화기에 문제가 있다. ☐
6. 스트레스나 심리적 억압으로 인해 화병이 있다. ☐
7. 여성의 경우, 생리불순이 있거나 자궁이 약하다. ☐
8. 식탐이 많고 속이 자주 쓰리며 위산과다 증세가 나타난다. ☐
9. 식욕이 없고 소화가 잘되지 않으며 위산부족 증세를 겪는다. ☐
10. 목 뒤의 좌측, 혹은 우측의 근육경직 혹은 신경통이 있다. ☐
11. 뒷목이 뻣뻣하고 어깨가 자주 뭉치며 등이 결린다. ☐
12. 하체가 차고 종아리를 만지면 아프며, 발이 시리다. ☐
13. 만성피로증후군을 느끼며 수족에 힘이 없고 무기력하다. ☐
14. 불안하고 초조하며 두려움과 공황장애를 자주 느낀다. ☐
15. 심한 변비와 더불어 피부가 건조하고 열꽃이 잘 핀다. ☐

이상을 체크하여 7가지 이상이 나타나면 체질적으로 불균형한 상태이며 체기가 잠복되어 있는 것이다.

체증의 초기는 체기를 느끼고 소화가 안되는 상태를 나타낸다. 하지만 그 빈도가 심해지면 증세가 심화된다. 특이한 점은 체증 중에서 소화기의 신호 시스템이 파괴되어 무감각해지는 종류도 있다는 사실이다. 그렇게 되면 체기를 잘 못 느낀다. 만성체증 중에서 60%는 무자각 증세이다. 이처럼 체증이 만성화되고 자각을 하지 못하게 되면 위험성은 더욱 높아진다.

그렇게 되면 체질적으로 불균형이 더욱 심해져서 증세가 악화되며, 급체를 겪더라도 더욱 위험해진다. 실제 만성체증의 상태에서 급체가 되면 구급차에 실려 응급실에 가도 의학적으로는 별다른 방법이 없다. 몸이 고통스러운데도 별다른 방법이 없기 때문에 만성체증에 걸리면 우울증이 오는 경우도 많다.

"소화가 안되고 속이 더부룩하며 열이 상기되면서 호흡이 곤란해지면 금방이라도 숨이 멎을 것 같아요. 너무 답답하고 고통스러워서 구급차를 불러야 할 때는 정말, 너무나 불안하죠. 그런데도 병원에서는 이상이 없다는 진단을 받으면 보이지 않는 벽 앞에 선 듯한 기분이 들어요."

10년 전 필자의 셋째 매형이 급체로 돌아가실 때의 일이다.

매형은 사우나를 다녀와서 계모임에 참석하여 식사를 하다 갑자기 쓰러졌다. 식사 도중에 앞으로 고꾸라지자, 주변 사람들은 원인을 몰라 허둥대며 구급차를 불렀다. 처음에는 30분 거리 이내의 가까운 병원으로 갔는데, 원인을 찾지 못해 대학병원으로 보냈다. 급체는 일단 응급조치로 사혈(瀉血)을 해 뇌압을 내려야만 했는데, 그런 상식을 모르고 도로 위에서 2시간을 허비했다. 매형의 뇌압이 급격히 높아졌고, 뇌출혈이 일어나 병원에 도착한 지 얼마 지나지 않아 뇌사상태에 빠졌다. 당시 경황이 없던 누님은 대학병원에 도착할 즈음 내게 전화를 했다. 만약 누님이 내게 조금만 일찍 전화를 했더라면 매형은 아직 살아계실 것이다. 식사 도중 갑자기 쓰러지면 80% 이상이 급체다. 필자는 매형이 돌아가신 후에야 만성체증의 상태에서 급체가 되면 위험성이 매우 높다는 것을 강조하지 않은 것을 후회했다.

실제 만성체증의 상태에서 급체로 쓰러지면 뇌졸중 혹은 호흡곤란으로 인한 심장마비가 될 위험성이 매우 높다. 그럴 경우, 최고의 응급조치는 뇌압을 줄여주기 위해 뒷머리와 목과 어깨의 사혈(死血)을 빼내야 한다. 그러면 피가 나오면서 뇌압을 낮춰주기 때문에 최악의 상황은 피할 수 있다. 물론 근본적인 해결책은 만성체증을 없애는 것이다. 매형이 돌아가신 후로 필자는 체증 연구에 박차를 가했다. 그 후 역시 만성체증이 있었던 셋째누님은 여러 가지 자연치유법으로 완치시켰다. 그 위험한 경험을 되풀이하지 않기 위하여 체질적 불균형을 해소시키고 체증유발 음식에 대해서 철저하게 관리를 한 결과였다.

심한 만성체증이라고 해도 효과적인 자연치유법만 알면 완쾌는 쉽다. 오랫동안 체기가 잠복되어 만성체증이 된 원인을 알고 그 원리를 이해하면 체기를 스스로 내릴 수 있다. 근본적으로 체질적 불균형을 바로잡고 음식관리만 제대로 하면 자연치유가 되기 때문이다.

몸의 에너지 관리공단 소화기의 시스템 혼란

의학기술이 발달한 지금도 만성적으로 잠복된 체증은 최첨단 의료기로도 찾아내지 못하고 있다.

만성화되어 있어 본인의 몸만 느낄 뿐, 병명은 없으며 증세만 나타난다. 그런데 더 큰 문제는 신경성이나 실제 증세에 따른 약을 복용해도 효과가 없다는 점이다.

체증을 신경성 소화불량으로 진단하고 안정제와 소화제가 든 약을 처방해 주어도 한시적인 효과만 있을 뿐 근본적인 해결은 되지 않는다. 이 약들이 만성체증에는 효과가 없기 때문이다. 체증으로 인한 우울증에는 신경안정제도 효과가 없다. 근본적인 원인과 거리가 있기 때문이다. 결국 만성체증으로 고통받는 사람은 더 이상 갈 곳도 없다. 전통적인 체내림의 방법에도 한계가 있다. 엄지손톱 끝을 바늘로 따며 응급조치를 하는 것도 일정한 효과 이상을 기대하기 어렵다. 그렇다면 어떻게 해야 할까?

우선 체증에 대한 이해가 필요하다. 체증을 이해하려면 몸의 에너지 관리공단인 소화기의 시스템을 자세히 점검해봐야 한다. 일반적으로 의학적인 이상은 기질적 검사로 나타나지만 소화기관의 기능적 시스템은 알 수 없기 때문이다. 체증은 현대 의학적 소견으로는 신경성 소화기능 저하이다. 반면에 전통 한의학에서는 증세는 잘 나와 있지만 소화기의 기전이나 자연치유법은 소개되어 있지 않다. 동·서 의학 어디에서도 소화관 9m가 하나로 연결되어 기능적인 작용을 한다는 원리를 규명한 사례가 없다. 지금부터 소화기관의 시스템에 대해 알아보자.

소화기관의 시스템

소화기관은 위장, 소장, 대장 각각 따로 작용하는 것이 아니다. 8개의 컨베이어 시스템처럼 통합적 유기체로 작용한다. 생물학에서의 기전이란, 생명체의 생리작용의 기계적인 작동 원리를 말하는데, 소화기는 식도에서 항문까지 9m의 소화관 전체가 하나의 기전인 것이다.

소화기관의 시스템 장애는 체기로 나타난다.

한의학적으로 체기의 증세에 대한 전문 용어는 적(積)과 취(聚)이다.

'취'란 체했을 때의 초기 증상이다. 가슴이 답답하며 위장의 연동운동이 저하되어 기력이 빠지는 증세가 느껴지는 상태이다. 이 증세가 오랜 시간 지속되면 음식 부패물이 위장에 쌓이는 '적'이 된다. 이렇게 쌓인 적은 위벽에 달라붙어 위장의 소화운동을 방해한다.

또한 식도와 위장을 비롯한 소화기계의 시스템에 혼란이 생겨 신호체계가 무너진다. 그 결과 만성체증으로 발전하고 위경련을 일으켜 복통을 느낀다.

체증 때문에 소화기 시스템에 이상이 생긴 상태에서는 증세가 심각해진다. 복통이 일어나기도 하고 속이 메스껍고 트림이 자주 나기도 한다. 위장에 쌓인 부패된 음식물의 독소가 식도를 타고 위로 올라오면 속이 울렁거리거나 구토, 멀미 등 온갖 증세가 가중된다. 심지어 체증으로 인한 독소 때문에 간의 기능까지 저하된다. 간이 해독작용을 다하지 못해 무리가 가기 때문이다. 체질에 따라 차이가 있지만, 체증이 각 장기에 미치는 영향은 제각기 다르다. 체증은 소화기만의 문제가 아니라, 심장, 간장, 비장, 췌장, 폐, 신장에까지 영향을 미친다. 그뿐 아니다. 시각 중추나 미각, 후각 신경이 약해져서 특정한 냄새에 강한 거부반응이 일어나기도 한다.

체증의 대표적인 증세인 두통은 두 가지 원인 때문에 나타난다. 첫 번째는 근육 경직 때문이다. 보통 체증이 나타나면 상기증을 동반하는데, 이때 생긴 열이 뒷목과 뒤통수로 올라와 근육이 뻣뻣해진다. 두 번째는 혈관의 문제다. 마찬가지로 상기증 때문에 뇌혈관이 확장해 편두통이 생긴다. 체증의 정도에 따라 통증이 달라지는 것은 물론이다. 심한 경우 머리 한쪽이 깨질 것 같은 통증이 나타나거나 간혹 구토 증세까지 동반한다. 그 밖에 체증으로 인한 오장육부의 기능적 저하는 다음과 같이 나타난다.

체증으로 인한 두뇌와 오장육부의 기능적 저하

1. 폐 - 가슴이 답답하고 호흡이 가쁘며 조금만 움직여도 숨이 가빠온다.

2. 뇌 - 머리가 아프며 머리카락이 빠지며 눈, 코, 입, 귀의 기능이 저하된다.
   자율신경실조 증상이 나타난다.

3. 심장 - 가슴이 눌리는 듯한 통증과 불규칙적 박동이 느껴진다.

4. 비장 - 속이 울렁거리며 열이 올라 입맛이 없어진다.

5. 췌장 - 인슐린 분비 기능이 저하되어 혈당이 높아지며 살이 빠진다.

6. 신장 - 힘이 없고 피로감을 빨리 느끼며 피부가 거칠어지고 검어진다.

7. 소화기관 - 음식물 정체로 취와 적이 심해지면서 기관의 운동기능도 저
   하된다.

　체증은 식도와 위장을 비롯한 소화기관의 시스템 혼란이지만 그 영향은 전신에 미친다.

　그래서 만성체증에 시달리는 사람들은 원인을 모르는 증세에 당혹스러워한다. 급체에서 느꼈던 증세와 다르다고 느껴서이다. 알 수 없는 무기력증과 온몸의 고통을 겪다 마침내 다른 질병을 의심하게 되고 심한 경우, 건강염려증으로 발전한다. 그럴 수밖에 없는 것이 단순히 소화가 안되는 범위를 넘어서 간이나 심장, 신장 등 장기의 기능 저하, 우울증, 무기력증 등의 심리적인 고통까지 겪기 때문이다.

“눈을 제대로 뜰 수가 없고 가슴이 답답해서 숨을 쉬기도 힘들어요. 활동을 못 한 지가 10년이 다 되어가요. 죽을 것 같은데, 병원에서는 아무런 이상이 나타나지 않아요.”

무자각체증을 겪는 사람은 원인도 없고 병명도 없이 증세만을 호소한다. 소화기관에 뚜렷한 이상도 없다. 단지 증세가 체증과 유사한데, 체기는 느끼지 못한다고 한다. 그런 경우엔 이미 만성체증으로 식도의 감각이 둔해져서 지각 능력을 잃은 상태이다. 상황이 이렇지만 이런 증세를 겪는 사람들 중 95% 이상이 체기가 만성적으로 잠복되어 있는 체증이라는 사실을 알지 못한다. 그러는 사이 소화기관을 비롯한 장기의 기능은 천천히 저하되고 갖가지 병이 생기게 된다. 체증을 ‘소리 없는 살인자’라고 부르는 이유다. 따라서 일시적으로 증상을 완화하는 것이 아니라 생체의 전체 시스템을 위해서라도 즉각 자연치유를 해야 한다.

체증의 원인 – 신경증 vs 심신증

체증에 시달리는 사람들의 공통점 중 하나가 바로 심한 스트레스다. 스트레스의 개념은 그 연구로 노벨의학상을 받은 캐나다의 한스 셀리에가 발표했다. 스트레스는 자극 인자를 말하며, 이는 심리적 압박을 받았을 때 생겨 생체 시스템에 악영향을 끼친다. 스트레스로 심신에 부담이 가해지면, 그것을 완화하기 위해 부신으로부터 아드레날린이나 코르티솔이 분비된다. 그런데 이런 호르몬들이 오랫동안 분비되면 혈중 콜레스테롤, 혈소판, 적혈구, 요산 등이 증가한다. 이 때문에 혈액이 끈적끈적하게 변해 혈액순환이 약화되고 오염된 혈액에 의해 혈압이 상승하거나 면역력이 떨어지며 각종 증세가 나타난다.

특히 과도한 업무, 정신적 상처, 가정불화 등을 겪고 있는 사람의 경우 화병을 비롯한 극심한 스트레스는 혈관을 수축시켜 자율신경실조증을 일으킨다. 자율신경실조증이란 자율신경계의 균형이 깨져서 생기는 것으로 불면증, 땀이 잘 나지 않는 상태인 무한증, 저혈압, 심지어 발기부전까지 일으킬 수 있다. 이 상태가 지속되면 내장을 차게 하며, 소화기의 기능을 저하시켜 체증을 유발한다. 따라서 자율신경실조증이 되면 인간의 세 가지 즐거움이 사라진다. 첫 번째는 불면으로 인해 수면의 즐거움을 못 느낀다. 두 번째는 소화기의 장애로 인해 먹는 즐거움이 사라진다. 세 번째는 생식기의 기능 저하로 육체적 사랑의 즐거움을 느끼지 못한다.

인간에게 가장 기본적인 세 가지 욕구를 충족하지 못하게 되면 화병, 우울증, 조울증과 같은 마음의 병이 생길 수밖에 없다. 이때 발생하는 것이 바로 '신경증'이다.

신경증은 스트레스, 노이로제, 정신적 고통이나 충격, 갈등, 욕구불만, 좌절과 실패 등 주로 심리적인 요인으로 신체의 여러 부분에 기능 이상이 나타나는 '마음의 병'이다. 반면에 심신증은 신경증이 심해져서 몸의 각 기관에 실질적인 이상 증세가 나타나거나 유전적으로 소화기 기능이 약해서 생기는 '육체의 병'이다. 몸과 마음은 서로 떼려야 뗄 수 없기 때문에 겉으로 드러나는 증상만으로 신경증과 심신증은 서로 구별하기 어렵지만, 자세히 살피면 분명한 차이가 있다.

	신경증	심신증
원인	스트레스, 긴장감, 우울증 등 심리적인 문제	좁은 식도, 약한 소화기능 등 신체적인 문제
증상	불면증	역류성식도염
	심한 불안과 초조감	위경련, 위염, 위궤양
	조울증, 우울증, 건망증	변비
	소리, 냄새, 맛 등에 민감하게 반응	소화불량, 구토
진단	편두통을 동반한 무기력증	발열
	특별한 병명이 나타나지 않음	소화기 계통 병명이 나타남

〈신경증 vs 심신증〉

앞서 말한 것처럼 신경증 때문에 발생한 체증이 지속되면 심신증으로 전이되는 경우가 많다. 이런 경우 정확한 진단을 받기 위해 흉부외과, 내과,

심장전문의, 정신과 등을 차례로 오가야 하지만, 그래도 그 원인을 알 수 없고 단순히 신경성으로만 진단되는 경우가 허다하다.

"가슴이 답답해서 잠을 못 자요. 심장이 아프고 호흡이 불완전해서 죽을 것 같아요. 속이 쓰리고 소화가 안돼요. 불안초조해서 가끔씩 공황발작이 일어나기도 해요."

급체가 반복되고 체증이 5∼10년간 지속돼 만성체증이 심각해지면 이러한 증세들이 한꺼번에 나타난다. 그래서 체증은 우선 그 원인을 알고 그에 따라 신경증과 심신증의 자연치유를 병행해야 한다. 물론, 선천적으로 소화기가 약하거나 식도가 좁은 것처럼 체질적인 원인 때문에 나타나는 체증은 신경증과는 무관하게 자연치유가 된다. 따라서 어떤 정신적 고통이나 충격, 스트레스 때문에 신경증 증세가 나타난다면 그것부터 정신과 상담 등을 통해 치유해야 한다.

소화관 8개 관문 vs '제2의 뇌'로 불리는 장의 기능

입에서부터 항문까지 소화관은 9m에 달한다. 동양의학에서는 이 9m의 소화관이 입(입술), 구강, 식도, 위장, 소장, 대장, 직장, 항문까지 총 8개의 관문이 있다고 설명한다. 그 관문이 일종의 컨베이어 시스템처럼 구조적으로 연결돼 음식물을 소화시킨다는 것이다.

이때 각 관문은 외부의 음식물에 대해 철저히 검열, 단속하는 기능을 한다. 따라서 입과 혀를 통과했다고 해서 곧장 인체에서 받아들이고 소화와 흡수의 공정에 들어가는 것은 아니다. 위장이나 소장에서도 거부권을 행사한다. 각 관문은 체질적으로 거부하는 음식, 상한 음식이나 독극물, 오염된 음식 등에 대해서 바리케이드 역할을 한다. 그렇기 때문에 받아들일 때는 8개의 관문이 모두 열리지만 거부할 때는 어느 한 부분이 반발작용을 해 체기나 구토 등을 일으킨다.

소화관 8개의 관문

8개의 관문은 다음과 같다.

1. 입술의 순문(脣門)

2. 치아의 치문(齒門)

3. 인후의 인문(咽門)

4. 식도와 위 사이의 분문(噴門)

5. 위장과 소장 사이의 유문(幽門)

6. 소장과 대장 사이의 난문(闌門)

7. 대장과 직장 사이의 백문(魄門)

8. 항문(肛門)

이 8개의 관문은 순서대로 작용해 음식물을 통과시키는 톨게이트 역할을 한다. 예를 들어 첫 관문인 입술의 순문은 눈이나 귀, 코, 촉감으로 음식물을 감별해 거부감이 들면 음식물이 못 들어가도록 굳게 닫는다. 밥을 먹기 싫은 사람이 입을 굳게 닫고 있는 것이 입술의 문, 즉 순문의 기능이다. 다른 관문도 마찬가지다. 예를 들어 마지막 항문은 백문이 열리지 않으면 절대 변을 배설할 수 없다. 이처럼 소화기관 8개의 관문은 음식물의 체내 반입을 검사하고 배설 여부를 결정하는 역할을 한다.

따라서 이 8개의 관문은 체증의 기전에 커다란 영향을 끼친다. 소화관의 관문은 체증이 걸리면 그 해당 소화기관의 기능을 저하시키는 작용을 한다. 예를 들면 인문에 이상이 생기면 구토, 통증, 위산역류, 역류성식도염 등이 나타나고 분문에 이상이 생기면 위경련이나 위기능 저하가 일어난다. 또한 유문에 영향을 주기 때문에 위장의 음식물이 소장으로 잘 통과되지 않는다. 그러면 나머지 관문도 전반적으로 기능이 저하되어 소화기의 연동운동이 약화된다.

심한 체증의 경우엔 육류만 섭취하면 입술의 관문 주변에 좁쌀 같은 열꽃이 피어나기도 한다. 또한 항문에도 물집이 생겨 통증을 유발한다. 입술부터 항문까지 증세가 나타난다는 뜻이다. 물론 다른 요인 때문에 그런 증세가 나타날 수도 있지만, 소화기에 나타나는 증세는 대개 체증 때문에 생기는 경우가 많다. 중요한 사실은 체증이 유발되면 자율신경의 영향을 받는다는 것이다. 뇌의 교감신경과 장의 부교감신경이 소화관 8개의 관문과 유기적인 작용을 하기 때문이다. 그래서 생체 리듬을 유지하기 위해 장은 뇌와 독립적으로 기능한다. 장이 '제2의 뇌'라고 불리는 이유다.

제2의 뇌 '장'

우리 몸에는 자율신경이라는 것이 있다. 우리의 의지와 상관없이 위, 혈관, 방광, 자궁, 땀샘 등을 조정하는 것으로 교감신경과 부교감신경으로 나뉜다. 교감신경은 뇌에서 관장하며 외부의 자극에 반응한다. 예를 들어 공포영화를 보면 닭살이 돋는 것 같은 이치다. 반면 부교감신경은 교감신경과 길항작용을 한다. 교감신경이 촉진되거나 심장의 활동이 지나칠 경우 이를 억제하는 역할을 맡는다. 또한 우리 몸이 외부의 자극을 받아 위축되어 있을 때 소화기의 움직임을 촉진시키는 역할을 한다. 그런데 이런 부교감신경은 장에서 관장한다. 뇌에서 받은 지령을 전달하는 척수가 손상되거나 뇌사상태가 되더라도 장은 정상적으로 활동하는 것만 보더라도 알 수 있다. 따라서 뇌사상태에서 호흡과 혈액만 순환되도록 유지하면 장은 영양분을 흡수하고 불필요한 것은 배출하는 제 역할을 정상적으로 수행한다. 뇌의 지배로부터 독립해 활동하는 것이다. 이러한 '독립성' 때문에 장은 '제2의 뇌'라고도 불린다.

미국의 신경생물학자 마이클 D. 거숀 박사는 장이 '제2의 뇌'라는 것을 입증하는 흥미로운 연구를 발표했다. 그는 뇌에 존재하는 신경전달물질인 세로토닌이 장에도 존재하는 것을 발견하고 연구를 진행했다. 그 결과 인체의 전체 세로토닌의 약 95%가 장에서 만들어지고 있다는 것을 밝혀냈다. 그는 저서인 《제2의 뇌-장에도 뇌가 있다》에서 그 발견을 이렇게 말했다.

"도저히 믿을 수 없을지 모르겠지만, 저 못생긴 장은 심장보다도 훨씬 현명하고 풍부한 감정을 가지고 있다. 뇌나 척수로부터 지령을 받지 않아도 반사를 일으키는 내재성 신경계를 가지고 있는 기관은 장뿐이다."

인류가 아메바 모양의 단세포 생물에서 진화하는 과정에서, 두뇌와 장이 서로의 기능을 보완할 수 있게 각각 다른 기능을 하도록 진화시킨 결과이다.

뇌와 장의 기능은 교감신경과 부교감신경을 비교해보면 명백하게 나타난다. 교감신경은 긴장이나 흥분상태에 있을 때 우위로 작용한다. 반면에 부교감신경은 안정 상태일 때 우위로 작용한다. 장의 기능과 체중 사이의 관계를 알아보기 위해 교감신경과 부교감신경에 대해 좀 더 자세히 알아보면 아래의 표와 같다.

교감신경 우위				부교감신경 우위
상승	←	혈압	→	하강
확장	←	기도(氣道)	→	수축
촉진	←	심장박동	→	진정
이완	←	위	→	수축
연동 억제	←	장	→	연동 촉진

〈교감신경과 부교감신경에 의한 내장의 활동관계〉

앞서 말한 것처럼 두뇌와 장의 기능은 서로 길항작용을 한다.

교감신경 우위에서는 혈압, 기도 등의 움직임과 심장박동이 활발해진다. 반면에 부교감신경이 항진되면 혈압, 기도 등의 움직임과 심장박동이 저하되고 위와 장의 움직임은 활발해진다. 식후에 나른해지고 졸음이 몰려오는 것도 이 때문이다. 소화를 촉진하기 위해 부교감신경이 우위인 상태가 되기 때문이다.

교감신경과 부교감신경 각각의 지배 하에서 활발해지는 장기는 뇌와 장이 각각 지배할 때의 장기와 같다. 그래서 뇌의 교감신경이 우위일 때 심장이나 호흡기의 기능이 활발해지고 장의 부교감신경이 우위일 때 위와 장이 활발해진다.

따라서 체증 등으로 장에 문제가 생겨 부교감신경이 저하되면 심각한 장애를 유발한다. 우선 소화기의 기능이 나빠진다. 또한 교감신경이 항진되기 때문에 뇌를 비롯한 심장과 폐 등에도 악영향을 끼친다. 이런 상황이 지속되면 교감신경과 부교감신경의 밸런스가 무너져 자율신경실조증이 나타나고 그 결과 8개 소화기 관문에 연쇄적인 이상 증세가 발생한다. 결국 온몸의 주요 장기들이 모두 나빠진다. 따라서 우리 몸의 건강을 유지하려면 교감신경과 부교감신경의 밸런스를 유지해야 한다. 체증의 빠른 진단과 효과적인 치료가 반드시 필요한 이유다.

체증의 진단과
자연치유의 원리

CHAPTER 2

체증의 진단과 자연치유의 원리

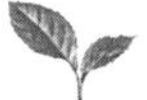

체증의 진단법 – 자각체증 vs 무자각체증

체증은 우리말로 '얹히다'로 식도 위에 음식물이 얹혀 있는 상태를 뜻한다. 뜻으로만 보면 우리말이 체증을 가장 실제에 가깝게 표현하고 있다. '얹히다'라는 말 속에 식도의 좁은 부위인 협착부 위에 음식물이 얹혀 있는 체증의 증세가 그대로 담겨 있기 때문이다. 실제로 체하게 되면 보통 속이 막힌 듯 답답하고 명치끝이 아프다. 또 속이 울렁거리기도 하고 옆구리를 손등으로 쳐보면 꽤 고통스럽다.

대부분 사람들은 체증을 단순히 위와 장의 문제 정도로만 치부한다. 많은 의학자들도 체증을 만성위장병이나 장의 식적과 관련된 것으로 추정한다.

물론 틀린 견해는 아니지만 정확한 견해도 아니다. 체증은 1차적으로 음식물에 의한 식도의 교통사고이기 때문이다.

그런데도 체증에 관한 제반 증세들에 대해서 식도를 중심으로 설명한 이론은 없다. 중요한 원인을 간과하는 것이다. 그러다가 최근에서야 의학적으로 식도에 대한 연구가 활발히 진행되고 있다. 그동안 존재 여부를 의심했던 식도게실을 비롯한 식도에서 생기는 여러 병의 원인들을 차례로 연구하고 있다. 하지만 체증과의 관련성에 대한 연구는 아직 부족해서 근본적인 원인 치료보다는 수술을 하거나 소화제를 처방하는 정도다.

식도와 소화기의 생김새나 능력을 결정짓는 것은 대게 유전적인 요인이다. 따라서 체증의 근본적인 원인을 치료하려면 체질적인 문제로 접근하고 자연치유를 병행하는 것이 중요하다.

이제마 선생이 그랬듯이 체증의 주원인이 식도를 중심으로 펼쳐진다는 것을 전제하는 것이 맞다. 가슴이 답답하고 목이나 가슴 중앙, 혹은 명치끝의 통증 등은 명백하게 식도의 증세이고 소화기관의 시작은 식도이기 때문이다.

체증 진단법을 위한 식도의 이상 증세

식도운동의 이상은 크게 몇 가지로 구분할 수 있다. 이런 증세들은 서로 복합적으로 나타나기도 하고 때로 경계가 애매하여 원인을 정의하기 어려운 경우도 있지만, 대개 음식을 삼키기 곤란하거나 가슴의 통증, 가슴의 타는 듯한 열감 등 각각의 증세가 유사하게 나타난다. 지금부터 식도에서 일어나는 체증의 증세를 살펴보자.

자각체증 1 – 매핵기(경부식도 체증)

심장과 폐에 열이 나는 등 신체적 원인과 울화, 우울증 등 심리적인 원인이 복합적으로 작용해 식도의 윗부분인 경부식도에 협착증이 생겨 나타나는 증세이다.

매핵기는 경부식도의 체증을 뜻한다. 매핵기는 매핵(梅核) 즉, 매화나무의 열매가 목에 걸려 있는 것 같다는 말이다. 목 안에 무엇이 붙어 있는 것같이 간질거리는데도 뱉을 수 없고 삼켜도 넘어가지 않는 증세이다. 증세가 심해지면 가슴이 답답하고 쇳덩이를 얹어놓은 듯한 느낌이 든다. 또는 목 안이 건조하고 가슴이 타는 것처럼 답답하다고 느끼는 경우도 있다.

일반적으로 목이 붓고 미열이 있다.

매핵기의 주된 원인은 식도의 내압이 급상승함으로써 나타난다. 이때 식도 내압을 측정하면 하부 식도에서 식도가 수축할 때 압력이 160~189mmHg씩 6초 이상 지속적으로 나타난다. 이 강력한 식도의 내압 때문에 위산이 상승하여 역류성식도염이 발생하고, 결과적으로 매핵기가 나타난다.

진단법은 다음과 같다. 경부식도의 협착부에 해당하는 목 아래 양쪽 쇄골이 만나는 지점인 천돌 주변을 누르면 통증이 있다. 또 계속해서 목에 뭔가 걸린 듯한 느낌이 들며 역류성식도염의 증세를 보인다. 뒷목 아래의 어깻죽지가 경직되어 만지면 통증이 나타난다.

자각체증 2 – 미만성식도경련증(흉부식도 체증)

식도 전체에 경련성 수축이 발생하는 증세이다. 특히 식도의 중간인 흉부식도에 많이 나타나며 주로 30~40대 여성들에게 많이 나타난다. 삼키기가 곤란한 것이 가장 대표적인 증세이다. 가슴 통증이 자주 발생하는데, 협심증의 통증과 비슷해 구분하기 어렵다. 양의학적으로는 니트로글리세린을 처방하는 것도 협심증과 유사하다. 그러나 이것만으로는 근본적인 치료가 어렵다.

진단법은 다음과 같다. 흉부식도의 협착부가 매우 좁아져 있고 가슴 중앙의 양 젖꼭지의 중간 지점인 전중혈을 누르면 극심한 통증이 나타난다. 심장과 폐에서 열이 나기 때문에 좌우의 폐와 심장 부위를 누르면 통증이 있다. 대개 가벼운 식도게실을 앓고 있는 경우가 많고 등 뒤쪽의 날개뼈 아래에 심한 통증이 감지된다.

자각체증 3 – 식도이완불능증(복부식도 체증)

식도의 괄약근이 이완되지 않아 식도 내의 음식물이 위로 내려가지 못하고 식도에 머물게 되면서 나타나는 증세이다. 식도의 아랫부분인 복부식도 괄약근이 잘 이완되지 않고 식도의 연동운동 또한 원활하지 않아 음식물의 이동이 어려워진 상태이다. 주로 20~30대에 나타나기 시작하고 비교적 여성들에게 흔하게 나타난다. 이 증세는 복부식도의 자율신경들이 그물눈 모양으로 모여 있는 신경얼기인 자율신경총에 변형이나 소실이 발생하여 복부식도 괄약근이 제대로 이완되지 않아 발생한다. 증세는 음식을 삼키기가 어렵고 무엇이 가슴 또는 목에 걸려 있는 것 같은 느낌이 든다. 그래서 이 증세를 지닌 사람들은 음식을 위로 내려보내기 위해 식사와 함께 물을 많이 마셔 음식물이 내려가게 한다. 또한 가슴에 타는 듯한 열감이나 통증이 나타난다. 식도에 고여 있는 음식물이 발효되어서 점막에 염증을 일으키기 때문이다. 또한 어떤 경우에는 늘어난 식도에 고여 있는 내용물이 식도에 붙어 있는 깔때기 모양의 부분인 인두로 역류해 폐로 빨려 들어가 폐렴을 일으키기도 한다. 이 증세는 내시경을 해보면 금식을 하더라도 식도에 음식물이 남아 있고 복부식도의 괄약근이 수축되어 있는 것이 나타난다.

진단법은 다음과 같다. 복부식도가 '새의 부리'처럼 좁아져 있어 명치 부위의 통증이 심하다. 명치의 우측 혹은 좌측을 만지면 극심한 통증이 나타나기도 한다. 또 복부식도의 협착부가 있는 명치를 눌렀을 때 통증의 정도에 따라 복부식도의 괄약근의 굳어 있는 상태를 파악할 수 있다. 가만히 있어도 통증이 느껴질 정도면 식도의 내압이 매우 높은 것이므로 빨리 조치해야 한다.

무자각체증 1 – 저운동성 식도증

식도의 운동이 저하되는 증세이다. 음식물 삼키기가 힘들며 가슴이 타는 듯한 열감, 가슴 통증 등이 나타난다. 증세가 가벼워 자각하지 못할 때가 많지만 만성체증으로 발전해 다른 전신 질환으로 발전할 수 있으니 주의해야 한다. 전이되기 쉬운 대표적인 질환으로 피부가 딱딱하게 굳어지는 질환인 공피증, 피부건조증, 상기증, 식적, 과민성대장증후군 등이 있다.

무자각체증 2 – 식도게실증

게실이란 식도벽의 일부가 바깥쪽으로 늘어져 주머니처럼 돌출되는 증세로 선천성 식도게실과 후천성 게실이 있다. 후천성 게실은 주로 체증 때문에 일어난다. 식도에서 음식물이 내려가지 않아 식도벽이 그 무게를 이기지 못하고 늘어져 버리는 것이다. 가끔은 생선뼈가 걸려 식도에 구멍을 뚫고 그 둘레에 염증을 일으켜 생기기도 한다.

흉강 입구 앞쪽의 경부식도의 아랫부분이나 횡격막 바로 앞쪽의 흉부식도에서 주로 발생한다. 고약한 냄새가 목으로 올라오거나 목과 가슴 안쪽이 가려운 느낌이 들고, 먹은 것이 잘 체한다든가 명치끝이 답답해진다. 겉으로 드러나는 증상이 없어 내시경이나 X–선 촬영으로 발견되는 경우가 많다. 식도게실이 생기면 식도 안에서 음식물이 정체돼 체증을 일으킨다. 또 점막 궤양을 동반한 만성 식도염이 생기기도 한다. 가장 위험한 것은 식도게실이 파열됐을 때다. 각종 염증이 생겨 기관지, 심장으로 들어가는 혈관 등이 모인 종격동에 염증이 생기는 병으로 심한 경우, 패혈증에 이르기도 하는 종격동염이나 드물지만 복막염 등을 유발하기 때문이다.

식도게실증은 잦은 급체, 심한 입냄새, 먹지 않았는데도 체한 증세가 나타나는 현상 등으로 진단할 수 있다. 흉강 입구 앞쪽의 하부경부식도에 게실이 있으면 천돌과 흉곽 사이에 위치한 선기혈을 누르면 극심한 통증이 나타난다. 또 횡격막 바로 앞쪽의 흉부식도인 전중혈을 눌러 심한 통증이 나타나면 식도게실증일 가능성이 있다. 하지만 식도게실증은 X-선 촬영이나 내시경을 통해서 알아보는 것이 가장 확실하다. 식도게실증은 증세에 따라 필요한 경우 외과적 수술을 하기도 한다.

지금까지 언급한 체증에서 가장 무서운 것은 식도게실증이고 그 다음은 만성체증이다. 식도게실증과 만성체증은 대개 무자각체증이어서 자각이 있어도 거의 못 느끼기 때문에 서서히 몸의 각 기관을 병들게 한다.

체증은 집에서도 간단하게 진단할 수 있다. 손가락으로 소화기가 지나가는 부분을 눌렀을 때 통증이 느껴지면 체증을 의심해야 한다. 만성체증은 자각하기가 쉽지 않으므로 수시로 진단을 해봐야 한다. 진단법은 다음과 같다.

만성체증 진단법

1. 바르게 누운 다음 무릎을 세운다.

2. 손으로 목 아래부터 명치끝을 지나 배꼽까지 손가락으로 꾹꾹 눌러본다.

3. 명치끝 좌우를 손가락으로 눌러본다.

4. 배꼽 아래 좌우를 손가락으로 눌러본다.

5. 눌렀을 때 아픈 부위를 기록한다.

만성체증 진단 결과

1. 목과 명치 중간 부근을 눌러서 아프고 가슴이 답답하면 식도체증이다.

2. 명치끝에서 우측을 눌러서 통증이 심하면 간기능이 저하된 위장체증이다.

3. 명치와 배꼽 중간쯤에 통증이 느껴지면 위장체증이다.

4. 배꼽 근처에 통증이 느껴지면 십이지장과 소장체증이다.

5. 명치에서 좌측 갈비뼈 사이를 눌러 통증이 있으면 대장 상행결장의 체증이다.

6. 명치에서 배꼽 바로 위를 눌러 통증이 있으면 대장 횡행결장의 체증이다.

7. 명치에서 우측 갈비뼈 사이를 눌러 통증이 있으면 대장 하행결장의 체증이다.

8. 배꼽의 좌측 하단을 눌러 통증이 있으면 대장 S상결장의 체증이다.

*결장: 대장의 일부분으로 상행결장, 횡행결장, 하행결장, S상결장으로 나뉜다.

체질을 알면 체증이 사라진다

체증도 식중독처럼 원인이 명확히 밝혀져 있으면 좋겠지만 불행히도 체증의 원인은 대단히 찾기가 어렵다. 유전적 체증이나 체증의 병리가 제대로 규명되지 않았기 때문이다. 예를 들어 온 가족이 소화기질환에 걸려 있거나 동일한 음식을 섭취했는데도 특정한 사람만이 체증에 걸리는 이유는 무엇일까? 어떤 사람은 급식과 폭식을 하며 자세가 바르지 않은데도 멀쩡한 이유는 무엇일까?

천천히 소식한 사람이 체증에 걸린다면 식생활습관의 탓이라고만 할 수는 없다. 아이러니하게도 만성체증으로 고생하는 사람 중에는 알아서 소식을 하거나 천천히 먹는 사람이 많다. 아마도 한번 급체로 심한 고생을 했기 때문에 자연스럽게 식습관이 바뀌었을 것이다. 그런데도 왜 그들은 반복적으로 체증에 걸릴까? 그 이유는 체질 때문이다. 무분별한 폭식을 하며 급하게 먹는데도 전혀 체증이 없는 체질이 있다. 또 소식을 하며 천천히 먹는데도 체증에 걸리는 체질이 분명히 있다.

체증에 잘 걸리는 체질

1. 폐에 열이 많으며 대장기능이 약한 태음인 체질이 잘 걸린다.
2. 식생활이 불규칙적이고 급하게 식사하는 태음인 체질이 잘 걸린다.

3. 비장에 열이 많으며 성격이 급하고 폭식을 잘하는 소양인 체질이 잘 걸
   린다.

4. 산나물과 야채, 김치류와 장아찌류를 좋아하는 소양인 체질이 잘 걸
   린다.

5. 간에 열이 많고 담이 약하며 하체가 차가운 태양인 체질이 잘 걸린다.

6. 선천적으로 식도가 좁고 다혈질인 태양인 체질이 잘 걸린다.

7. 비위가 약하고 내장이 차가운 소음인 체질이 잘 걸린다.

8. 반찬을 다양하게 많이 먹으며 자세가 바르지 않는 소음인 체질이 잘 걸
   린다.

이상의 체질은 체증에 잘 걸리는 조건을 지니고 있다. 기본적으로 소화기관에 문제가 생길 가능성이 높은데, 체증을 유발하는 조건을 만나면 그 위험성이 더욱 높아진다.

체증을 유발하기 쉬운 조건

1. 찬물이나 아이스크림, 얼음물, 빙수, 냉면, 찬 우유 등 찬 음식을 좋아
   한다.

2. 날씨가 추울 때 벌벌 떨면서 급하게 먹을 때가 많다.

3. 때를 놓친 뒤에 허겁지겁 폭식을 할 때가 많다.

4. 한 번에 여러 종류의 음식을 먹는다.

5. 직장, 가정생활 등에서 스트레스를 많이 받는다.

6. 짜증이나 화를 잘 낸다.

7. 차를 많이 타는 일을 한다.

8. 인스턴트식과 가공식을 즐긴다.

9. 전에 먹고 체한 적이 있었던 음식을 다시 먹는다.

잘 체하는 체질은 위의 조건을 피하는 것이 좋다.

특정 체질이 반드시 체증에 잘 걸리는 것은 아니다. 모든 체질이 체증에 걸릴 가능성이 있다. 건강한 체질이라도 체증에 걸리는 조건으로 체질이 변하면 잘 걸리는 체질이 되기도 한다. 선천적인 체질 조건도 있지만 후천적인 요인도 강하게 작용한다는 말이다.

예를 들면, 속이 찬 소음인 체질의 경우가 그렇다. 비위가 약하고 몸이 차다고 해도, 체질관리가 잘되면 체증이 없다. 특정 체질이 잘 걸리는 것이 아니라, 어떤 체질이든 체질적 불균형이 나타나면 체증이 생기기 쉽다는 것이다. 또한 체증은 체질적 원인과 결합된 음식물과의 관계가 절반을 차지한다. 요컨대 절반은 체질적 원인이며 나머지는 음식물 때문이다. 따라서 체증에 잘 걸리는 사람이라면 체질관리와 더불어 음식물 관리를 병행해야 한다.

체증치유를 위한 체질개선 방법

1. 비위를 강화하고 내장을 따뜻하게 한다.

2. 상체의 열을 내리고 하체를 따뜻하게 한다.

3. 폐의 열을 내리고 장의 기능을 강화한다.

4. 운동과 소식으로 생활습관을 바꾼다.

5. 식도를 바로 세우고 넓히는 운동을 한다.

6. 체증유발음식을 절대로 섭취하지 않는다.

7. 식생활을 규칙적으로 하고 음식물을 천천히 섭취한다.

8. 반찬의 가짓수를 줄이고 메뉴를 단순화한다.

9. 식후에 드러눕지 않고 최소한 30분은 서서 활동한다.

10. 체증의 자연치유를 위한 식단을 지킨다.

만성체증을 근본적으로 치유하려면 체질을 개선해야 한다. 급성체증은 일시적으로 증세가 심해졌다가 사라질 수 있다. 하지만 만성체증은 완치가 어렵기 때문에 반드시 관리를 해야만 한다. 특히 만성체증이 된 경우는 병명을 모르는 경우가 많아 귀신이 씌었다고 여겨 굿판을 벌이거나 퇴마식을 하기도 한다. 그만큼 증세를 느끼기 어렵다는 이야기다. 따라서 만성체증은 증세를 자각하는 것이 치료의 시작이다. 일단 만성체증이 의심되면 증세를 최대한 예민하게 느껴야 한다. 가슴이 답답하고 명치에 무엇이 걸린 듯하며 속이 불편하다면 곧바로 만성체증을 의심해보자.

만성체증을 진단하는 또 하나의 방법으로 팔, 다리를 움직여보는 것이 있다. 팔과 다리를 움직이는 것이 무슨 진단법이냐고 생각할지 모르지만, '비주사말(脾主四末)'이라고 하여 비장은 사지의 주인이기 때문에 팔, 다리를 움직여보면 소화기의 변화를 느낄 수 있다. 소화기는 팔다리를 움직여주어야 기능을 제대로 발휘한다. 손과 발 운동을 해야만 겨우 소화가 되는 느낌이 든다면 만성체증일 가능성이 매우 높다.

체증으로 인한 부종과 자연치유

부종은 몸이 붓는 증상으로 몸에 이상이 있다는 위험신호다.

건강한 체질의 상태에서는 절대 부종이 생기지 않는다. 저녁때만 되면 발이 붓는다거나 아침에 얼굴이 붓는 것도 수분조절이 안되어 나타나는 증세이다. 주로 혈액순환이 잘 안 되거나 소화기 등 특정 기관이 약해졌기 때문이다. 몸을 구성하는 수분의 60%는 세포 내에 있고 약 40%는 세포 밖에 존재한다. 그런데 주로 부종은 혈관 안의 수분이 혈관 밖으로 빠져나가, 혈액 및 세포와 세포를 이어주는 간질의 수분량이 늘어나면서 나타난다. 신장이 약해서 생기는 부종은 보통 아침에는 얼굴이 많이 붓고 저녁에는 다리가 많이 붓는다. 저녁이면 다리 쪽을 중심으로 수분이 늘어났다가 아침이면 수분이 대부분 얼굴에 몰리기 때문이다. 그러나 체증으로 인한 부종은 이와 상관없이 심각한 수분대사장애를 수반한다.

체증으로 인한 부종의 특성

1. 하체부터 전신에 걸쳐 부종이 나타난다.

2. 전신부종에서 전신비만으로 변화한다.

3. 변비가 해소되지 않는다.

4. 점진적으로 소변에 단백질이 함께 나오는 신장증후군이 되기 쉽다.

5. 내장기관의 시스템 장애로 특정 장기의 부종으로 나타나기도 한다.

6. 소화기장애로 인한 부종이 많이 나타난다.

7. 하체냉증으로 인해 종아리의 부종이 잘 나타난다.

8. 체증이 사라지면 즉시 자연치유된다.

이처럼 체증으로 인한 부종은 다양하게 나타난다.

체증은 식도 25cm의 문제가 아니라, 소화관 9m 전체의 문제이기 때문이다. 9m의 소화관이 통과하는 인접 장기 혹은 관련된 장기에 모두 이상 증세가 나타난다.

대개의 체증은 소화기의 질환으로 분류하지만, 그렇지 않은 것도 있다. 예

를 들어 무자각체증이면서 얼굴이 붉어지는 상기증만 수반되는 경우도 있
다. 또한 면역체계나 호르몬의 이상으로 인한 부종도 있을 수 있다. 그렇기
때문에 다양한 부종의 원인을 체크하는 것이 필요하다.

체증으로 인한 부종의 증세

1. 심장기능 저하

흉부식도의 체증이 있으면 심장기능이 저하되어 부종이 생긴다. 그러면
혈액 공급이 제대로 되지 않아서 주로 하반신이 붓는다. 호흡곤란이나 심한
발작을 일으킬 수 있다.

심장기능이 저하되면 종아리 중앙을 손가락으로 눌렀을 때 움푹 들어가고
숨이 차서 계단을 오르기가 힘들다. 또 심장의 열 때문에 심장과 폐기능이
저하되어 분홍색 가래가 나오기도 한다.

2. 신장기능 저하

복부식도의 체증이 있으면 신장기능이 저하되어 부종이 생긴다. 소장의
식적으로 에너지 흡수가 안되고 변비가 오랫동안 지속되면 신장증후군, 신
장의 여과 기능을 담당하는 사구체에 염증이 생기는 급·만성신염, 오한 발
열, 식욕 상실이 나타나며 심한 경우 시력장애까지 올 수 있다.

눈 주위가 붓거나 소변량이 줄어들며 피로감이 극심해지면 의심을 해봐

야 한다. 신장기능이 저하되면 배뇨 후 양변기에 큰 거품이 많이 부글거리고 1분이 지나도 거품이 그대로 남는다. 평소 소변을 잘 관찰하는 버릇을 들이는 것이 좋다.

3. 간기능 저하

흉부식도와 복부식도의 체증이 심하면 소장의 기능이 떨어져서 간기능이 저하된다. 간기능이 저하되면 온몸이 붓는 부종이 발생하고, 헛배가 부르며 소화가 잘 안 된다. 또 눈 흰자위가 노랗고 손바닥이 붉다. 간기능 저하로 인한 부종을 장기간 그대로 방치하면 의식장애까지 나타날 수도 있다.

4. 갑상선기능 저하

경부식도와 흉부식도의 체증이 심하면 가슴과 머리의 열이 매우 상승되며 갑상선 호르몬이 부족하게 된다. 남성에게서는 찾아보기 힘들고, 여성에게 많이 나타난다. 부종이 생기면서 권태감이나 빈혈, 건망증, 신경질 등의 증세가 나타난다. 항상 몸이 나른하고 피부가 거칠어지며, 얼굴이 자주 붓는다.

5. 림프 기능 저하

림프는 림프액이라고도 하며 우리 몸에서 비타민과 같은 영양물질이나 기초대사물질, 노폐물 따위를 운반하는 역할을 한다. 림프액이 흐르는 림프관은 내부에 근육이 없어서 림프관 밖에 있는 근육의 수축이나 조직 내부의 압력 차이로 림프액을 몸 곳곳으로 흘려보내게 된다.

그런데 만성체증으로 근육이 뭉치거나 영양공급이 오랫동안 제대로 이루어지지 않으면 림프액이 순환되지 못하고 손발의 피하조직에 쌓이게 되는데, 이 때문에 부종이 나타나게 된다. 이 증세가 오래 지속되면 조직에 영양공급이 안 돼 보행이 어려워질 수도 있다. 대개 별다른 자각증상이 없어서 그대로 간과하기 쉽다.

6. 생리기능 저하

만성체증 때문에 심장과 간, 신장의 기능이 저하되면 생리기능이 저하된다. 그래서 만성체증에 걸린 여성은 대부분 생리기능 저하로 인한 부종이 있다. 혈액순환장애, 자궁냉증, 수족냉증 등의 원인으로 인해 생리기간 전후에 부종이 심해지는 특성이 있다.

다음의 부종 진단을 해보자. 해당 항목을 한 달에 2~3회 이상 느끼면 3점, 한 달에 1회는 1점, 한 번도 느끼지 못하면 0점이다.

체증으로 인한 부종 진단

1. 자주 체하거나 체한 느낌이 든다. _______점

2. 속이 더부룩하거나 가슴이 답답하다. _______점

3. 목에 무엇인가 걸린 듯한 느낌이 있다. _______점

4. 입안이 쓰고 텁텁하며 트림을 자주 한다. _______점

5. 대변이 시원치 않거나 변비가 있다. _______점

6. 소변을 자주 보거나 소변색이 탁하다. _______점

7. 수면 중에 배뇨를 위해 자주 깬다. _______점

8. 헛기침이 나오거나 호흡곤란이 있다. _______점

9. 불안하고 초조하며 두통이 있다. _______점

10. 조금만 움직여도 숨이 차고 힘들다. _______점

11. 찬 성질의 음식과 맵고 짠 음식을 좋아한다. _______점

12. 명치 부근에 통증과 결림이 있다. _______점

13. 복부를 만지면 통증이 느껴진다. _______점

14. 허리와 등이 경직되고 결린다. _______점

15. 뒷목이 뻣뻣하고 어깨가 경직된다. _______점

16. 혈액순환이 잘 안 되고 전신이 붓는다. _______점

17. 밤늦게 조금만 음식을 먹어도 쉽게 붓는다. _______점

18. 물을 조금만 많이 먹어도 붓는다. _______점

19. 피곤한 날 아침엔 얼굴과 손이 붓는다. _______점

20. 배꼽 주변을 만지면 뭔가 딱딱한 것이 느껴진다. _______점

21. 오후가 되면 다리가 붓고 무거워진다. _______점

15번에서 21번까지 문항에서 한 항목이라도 체크가 된 사람에 한해서 전체 점수를 더한다. 10점 미만은 체중으로 인한 부종의 초기 증세이며, 10점 이상 30점 미만은 저염식 수분조절이 시급하고, 40점 초과는 체중의 자연치유가 시급하다.

이상의 진단 결과 체중으로 인한 부종이 확인되면, 자연치유에 전력을 기울여야 한다. 체중은 병이 아니라, 소화관의 음식물 교통사고이기 때문에 약이나 외과적 수술보다는 자연치유가 우선이다. 식단 개선과 운동, 기공요법, 핫팩요법을 비롯한 여러 가지 방법으로 자연치유를 하는 것이 가장 효과적이다.

두한족열로 체중을 잡는다

음식물의 출입문관리소는 혀와 식도이다. 혀는 맛과 질감으로 음식물을 검문 검색하여 안정성을 살핀다. 의학적으로 볼 때 혀는 단순한 기능만 하는 것 같지만 체질적으로 살펴보면 그 역할이 매우 중요하다. 음식물의 출입은 혀가 맛을 통해 가장 먼저 결정하기 때문이다.

혀는 촉감과 맛을 통해 음식물을 삼킬 것인지 뱉을 것인지를 빠르게 판단한다. 신맛, 쓴맛, 단맛, 매운 맛과 담백한 맛을 구별해 식도로 보내는 작용을 한다. 이때 기준은 자극이 덜한, 담백하고 한쪽으로 치우치지 않은 중화된 맛이다.

대개의 사람들은 담백한 맛보다는 자극적인 맛에 길들여져 있다. 그러나 건강할 때는 자극적인 음식도 받아들이지만 컨디션이 떨어졌을 때는 다르다. 혀와 식도는 음식물 출입문 관리를 엄격하게 한다. 몸에 해가 되는 음식물이 들어오면 식도는 출입을 엄격하게 통제하려 한다. 그 결과 식도의 인문이 닫혀 연동운동이 떨어지고 위의 분문을 닫아 체기를 유발한다. 혀와 식도의 기능이 그토록 엄격한 이유는 영양 에너지의 균형 그리고 체온 때문이다. 맵고 자극적인 음식을 먹으면 체온이 높아지기 마련이다. 그러면 자연스레 물을 많이 먹게 되어 식도의 체온이 급격히 떨어진다. 체온이 급하게 오르락내리락하는 것이다. 이런 상태에서 소화가 제대로 될 리 만무하다. 그래서 우리 몸에는 두한족열의 상태가 유지되는 것이 좋다.

두한족열(頭寒足熱)이란 머리는 차고 발은 뜨거운 것이 좋다는 뜻이다. 한의학에서 말하는 두한족열의 상태는 수승화강(水昇火降)의 상태인데, 수기(水氣)는 상승하고 화기(火氣)는 하강하는 이상적인 조건이다. 그러나 현대인은 두한족열을 유지하기가 매우 어렵다. 극심한 공해와 치열한 경쟁으로 인한 스트레스나 심리적 억압 등 문제 요소가 많기 때문이다. 머리를 비워둘 수 없을 정도로 정보가 홍수처럼 쏟아지고 처리해야 할 일들도 산더미다.

즉, 단순한 삶을 불가능하게 하는 복잡한 문화 때문에 두한족열의 반대 조건이 형성된다. 바로 두열족한(頭熱足寒), 머리는 뜨겁고 발은 차게 되는 현상이다. 그렇게 되면 체증에 매우 취약한, 가슴에 열이 차고 배가 차가워지는 흉열복한(胸熱腹寒)의 상태가 된다.

그러면 두열족한이 되면 흉열복한 상태가 되고 체증을 유발하는 이유는 무엇일까? 머리와 가슴의 열이 소화기관의 작용을 저해하기 때문이다. 머리와 가슴이 뜨거워지면 교감신경이 흥분되는데, 이렇게 되면 부교감신경이 주관하는 장의 기능은 위축된다. 따라서 소화기의 활동이 제대로 이루어지지 않아 체증이 심해지고 갖가지 증세가 나타나는 것이다. 체질적으로 보면, 당연한 원리이다. 따라서 체증을 치유하려면 두한족열과 흉온복열(胸溫腹熱)의 상태가 지속되어야 한다. 머리는 시원하고 다리는 뜨거우며, 가슴은 따뜻하고 배는 뜨거워야 소화기관이 최적의 상태로 회복되기 때문이다.

몸이 차가워지면 생기는 증세들을 좀 더 자세히 살펴보자.

1. 몸이 차가워지면 소화기관의 시스템이 약화되어 체증이 일어난다

몸이 전체적으로 차가워지면 가슴의 열이 많아지면서 내장이 차가워진다. 그렇게 되면 체증이 생기거나 위장의 기능적 이상이 초래되기 쉽다.

2. 몸이 차가워지면 적이 생긴다

몸이 따듯해지면 유연해진다. 그러나 몸이 차가워지면 근육이 굳고 소화기가 제대로 활동하지 못해 음식물이 쌓이는 적이 생긴다. 또한 차가워진 부분에 통증이 생기며 혈액순환이 제대로 되지 않는다.

3. 몸이 차가워지면 면역성이 저하된다

체온이 균형을 이룰 때, 면역성이 높아진다. 몸이 차가워지면 면역성이 저하되어 각종 염증과 전염병 혹은 암을 유발시킨다.

4. 몸이 차가워지면 부종이 생긴다

몸이 차가워지면 부종이 생기고 근육통이 일어난다. 몸이 굳기 때문에 내장의 활동이 약화된다. 하지부종을 비롯한 각종 부종은 몸이 차가워서 생긴다.

5. 몸이 차가워지면 세포분열이 줄어들어 노화가 일어난다

어린이의 뜨거운 몸은 세포분열이 왕성하게 일어난다는 증거이다. 그러다 차츰 나이가 들어 여성은 32세, 남성은 35세가 되면 몸이 차가워지면서 세포분열이 줄어든다. 몸이 차가워지면 세포분열이 줄어들어 노화가 일어난다.

이처럼 몸이 차가워지면 체증을 비롯한 여러 이상 증세가 나타난다. 그렇기 때문에 몸을 따뜻하게 보호해야 한다. 두한족열을 유지해야 하며 가슴은 뜨겁거나 차가운 상태가 아니라, 온화한 기운이 돌도록 해야 한다. 그러려면 몸이 차가워지지 않도록 미리 대비하는 것이 바람직하다. 몸이 차가워지면 체증은 더욱 우리를 괴롭히기 때문이다.

몸이 차가워지면 나타나는 증세

1. 추위와 더위에 약하며 감기에 잘 걸린다. ☐
2. 비만체질이 되거나 마른체질이 된다. ☐
3. 피부가 건조해지며 피부질환이 잘 생긴다. ☐
4. 표정이 어둡고 자세가 바르지 않게 된다. ☐
5. 눈, 코, 입, 귀가 약해지고 질환이 생긴다. ☐
6. 남성질환 혹은 여성질환이 잘 생긴다. ☐
7. 머리카락이 빠지며 흰머리가 빨리 난다. ☐
8. 오장육부가 약화되어 노화가 빨리 일어난다. ☐
9. 뼈가 약해지며 상처가 생기면 덧난다. ☐
10. 눈물이 잘 나오며 목소리가 약해진다. ☐

위 증세 중에 6~7개가 나타나면 몸이 차가워지는 초기 증세다. 8개 이상이면 만성체증일 확률이 높다.

체증을 자연치유하려면 우선 몸을 따뜻하게 해야 한다. 두한족열로 머리는 차고 가슴은 온화하게 하고 배와 발은 따뜻하게 하는 것이 체증 자연치유의 시작이다.

감기몸살에 자주 걸린다면 체중부터 치유하라

과식이나 폭식 때문에 급체에 걸리면 생체 시스템이 급속히 무너진다. 급체의 증세를 느끼기 시작하면 보통 4시간에서 10시간 사이에 위장장애가 일어난다. 또한 급체가 진행되면 1일에서 3일 사이에 호흡기장애와 감기몸살 또는 평소의 지병이 재발하기도 한다. 급체나 체증은 9m의 소화관과 각종 기관이 연결되어 파급효과가 강해 인체 각 장기에서 연쇄반응이 일어나기 때문이다. 그래서 만성체증이 있는 사람들은 몸이 거의 종합병원 수준이다. 이런 사람들은 여기 저기 안 아픈 곳이 없다고 고통을 호소한다.

"머리가 늘 띵합니다. 호흡기도 불편합니다. 가슴이 아프기도 합니다. 또 허리가 아프고 다리 근육이 뻣뻣합니다. 속이 쓰리고 메스꺼워 소화도 안되고 변비가 있습니다. 어깨가 아픕니다. 늘 피곤하고 몸이 무겁습니다."

맙소사! 이런 증세들을 한꺼번에 느끼다니, 놀라운 일이다. 그런데 체증을 호소하는 사람들을 대하다 보면 이런 경우는 흔하다. 종합병원에 한두 달은 입원해야 할 것 같지만 사실 알고 보면 원인은 체증 하나인 경우가 많다. 심지어 가장 흔한 감기몸살이나 호흡기장애도 그렇다.

현대의 의학적 상식들은 감기나 몸살 등의 원인을 외부의 바이러스 침입 혹은 면역성 저하에서만 찾는다. 맞는 말이긴 하지만 모두 옳은 것은 아니다. 급체 때문에 감기나 몸살이 생기기도 한다. 무슨 말인가 싶지만 차근차근 살펴보면 쉽게 수긍이 갈 것이다.

위에 심한 부담이 가해지면 우리 몸은 급격히 차가워진다. 기혈순환이 소화관에 집중되어 혈류의 불균형이 생기기 때문이다. 그렇게 되면 오히려 위장의 연동운동은 둔해진다. 몸 전체가 차가워지고 생체 시스템의 밸런스가 무너져 간과 췌장의 기능이 나빠지며 그에 따라 장의 연동운동까지 저하되는 것이다. 이 상태가 계속되면 횡격막의 움직임이 느려져 폐의 활동에도 문제가 생긴다. 각 장기는 유기적으로 움직이기 때문에 당연한 현상이다.

이렇게 1일에서 3일 정도가 지나면 감기와 몸살, 호흡기장애가 나타난다. 분명히 찬바람을 맞지 않았는데 감기몸살과 호흡기질환을 겪게 되는 것이다. 그래서 과식이나 폭식은 건강의 주적이다.

현대인들이 체중에 많이 걸리는 이유는 잘못된 생활 패턴 때문이다. 아침에는 바빠서, 점심에는 일 때문에 제대로 된 식사를 못 하고 저녁에 몰아서 먹는 사람들이 많다. 특히 잦은 회식, 모임 등 술자리는 체중을 더욱 악화시킨다. 해가 지고 나면 소화기관은 휴식기에 접어든다. 교감신경이 저하되면서 신체적 리듬이 떨어지므로, 소화기관도 활동이 줄어든다. 이 상황에서 과식, 폭식, 음주를 하니 소화기관이 비명을 지를 수밖에 없다.

술자리가 새벽까지 이어지기라도 하면 더욱 심각하다. 새벽 1시부터 4시 사이에는 위장의 연동운동이 대낮에 비해 1/3 정도로 낮아지기 때문이다. 이때 위장의 연동운동이 가장 줄어든다. 대낮이라면 속이 거북하거나 답답함 정도로 넘어갈 일도 이 경우에는 극도로 위험해진다. 위뿐 아니라 다른 장기들도 새벽에는 휴식기이기 때문이다. 특히 평소에 만성체증이 있는 사람들에게는 위경련, 뇌졸중, 심장마비, 호흡곤란, 공황장애 등의 각종 위험 상황이 발생한다. 건강한 사람은 급체가 와도 곧바로 토하거나 트림이나 방귀를 뀌며 체기를 내린다. 그러나 만성체증이 있는 상태에서 급체에 걸리면 증세가 전혀 달라진다. 먼저 오장육부의 혈류가 즉시 차단되어 손발이 싸늘해진다. 또한 뇌압이 극도로 높아져서 신체를 가누지 못하거나 뇌출혈을 일으켜 뇌사 판정을 받기도 한다.

이렇듯 과식이나 폭식으로 인한 급체는 대단히 위험하다. "오랜만에 친한 친구를 만난 기쁨으로 딱 하루 조금 많이 먹었을 뿐인데…", "어쩌다가 한 번 음식을 마음껏 먹은 것뿐인데…"라는 변명은 절대 통하지 않는다.

체증은 어린이에게도 위험하다. 유아의 소화기관은 아직 다 발달하지 않아서 모유수유 후에는 반드시 트림을 시켜야 한다. 아이가 좋아한다고 음식을 계속 먹이면 아이에게도 무자각체증이 생기기 쉽다. 그 결과 짜증을 내거나 신경질적인 성격으로 변하기도 한다. 특히 상대적으로 신경이 둔한 남자 아이들에게 무자각체증이 일어나는 경우가 많다. 이 상태가 지속되면 어른이 되어서도 각종 질병을 달고 살 수밖에 없다.

몸은 인간의 변명을 들어주며 작동하는 것이 아니다. 정해진 시스템에 따라 정확하게 작동한다. 그렇기 때문에 어쩌다 한 번 과식이나 폭식, 폭음을 하는 것도 영락없이 문제가 된다.

따뜻한 방 안에서 바깥에 나가지도 않았는데 감기나 몸살이 걸리고 심한 기침을 한다면 무자각체중일 확률이 무척 높다.

급체에 걸린 직후에 곧장 감기나 몸살, 호흡기장애가 오는 것도 같은 맥락이다. 가끔 "추위도 별로 못 느끼고 힘든 일도 하지 않았는데 왜 감기몸살에 걸렸을까?" 하고 궁금해하는 사람을 적잖게 발견할 수 있다. 그들은 이렇게 말한다.

"하루 종일 따뜻한 곳에 있었는데, 왜 감기몸살에 걸렸을까요? 면역력이 많이 떨어졌나 봐요."

그들에게 쉬면서 과식이나 폭식을 하지 않았는지 물어보면 대부분 이렇게 말한다.

"조금 많이 먹고 체기를 느끼기는 했는데, 설마 그것 때문에 이럴 수 있을까요?"

사실은 체기를 느끼는 정도만 되어도 감기몸살은 쉽게 찾아온다. 체기를 느끼지 않는 무자각체중도 마찬가지이다. 따라서 잦은 감기몸살 혹은 호흡기장애가 있다면 우선 소식을 하며 자신의 몸에 체증이 있는지부터 확인하는 것이 바람직하다.

매핵기와 식도체증을 치유하는 심신조절법

"목에 뭔가 붙어 간질간질한 느낌이 있어요. 가래 비슷한 것 같은데, 뱉을 수도 없고 삼켜지지도 않아서 미치겠어요. 이것 때문에 숨쉬기도 불편하고 먹을 때마다 걸리는 느낌이 들어요."

매핵기를 겪는 사람들은 대부분 이런 고통을 호소한다. 매핵(梅核)은 문자 대로 매화나무의 열매를 의미한다. 즉, 매핵기(梅核氣)는 매실의 씨앗이 목에 걸려 있는 것 같다는 뜻이다. 목 안에 무엇이 붙어 있는 것같이 간질거리는데 뱉을 수도 없고 삼켜도 넘어가지 않는 증세이다. 증세가 심해지면 가슴이 답답하고 가슴에 쇳덩이를 얹어놓은 느낌이 들기도 한다. 또는 목 안이 건조하고 가슴이 타는 것처럼 답답하다고 느끼는 경우도 있다. 목이 붓고 열이 나기도 한다.

매핵기의 증세

1. 기분이 침울하고 불안하고 초조하며 대인 관계가 위축된다.

2. 이마 주변이 어둡고 칙칙해지며 건조해진다.

3. 목에 매실씨 같은 것이 붙어 있는 듯한 이물감이 있고 답답하다.

4. 가슴이 답답하고 열이 나며 숨이 차고 기침을 자주 한다.

5. 소화가 안 되며 더부룩하고 메스껍다.

6. 배에 가스가 차며 거북하다.

7. 소변이 시원치 않으며 간혹 변비가 수반되기도 한다.

　매핵기의 원인은 감정적인 것에서부터 체질적인 것에 이르기까지 다양하다.

　첫 번째 원인은 기울(氣鬱)이다. 기울은 분노, 슬픔, 우울 같은 스트레스로 기가 뭉쳐서 엉킨 상태를 의미한다. 스트레스를 받으면 경락을 따라 흐르던 기와 체액이 뭉쳐진다. 그렇게 되면 가래처럼 끈적이는 담(痰)이라는 이물질로 변해 목에 붙으면서 매핵기가 생긴다. 동의보감에 따르면, "기쁨, 노여움, 걱정, 생각, 슬픔, 놀람, 공포 등 일곱 가지 감정을 나타내는 칠정 때문에 기혈이 막혀 한곳에 머물면 노폐물과 끈적한 성분인 담연이 뭉쳐서 덩어리를 형성하여 가슴, 배, 목 주변을 막아 매핵기를 만든다"라고 되어 있다. 기울로 매핵기가 생길 때는 목 안의 이물감 외에도 체중을 수반하여 소화불량이나 변비 같은 이상 증세가 나타날 수 있다. 또한 가슴이 답답하거나 심장이 벌렁거리며 불규칙하게 뛰는 증세도 발생할 수 있다. 이런 상태가 오래되면 기혈이 잘 순환되지 않아 종양이 발생하거나 부정맥 같은 심장질환이 발생할 수 있다. 따라서 초기에 빨리 자연치유를 해주어야 한다.

　두 번째 원인은 식도협착증이다. 이 증세는 음식물을 삼키기가 어렵고 토할 것 같으며 목에 끈끈한 가래가 달라붙어 있는 것 같은 느낌이 든다. 식도가 막힌 것 같은 느낌이며 실제 경부식도의 인문이 닫혀 있는 경우가 많다.

세 번째 원인은 흉격열증으로, 가슴 부위의 울화 때문에 목 부위에 진득한 가래가 달라붙어 있는 듯한 증세다. 가슴이 답답하여 터질 것 같고 숨이 차며 변비가 나타난다. 체증이 심해져 경부식도에서 흉부식도로 전이되면 이런 증세가 나타난다.

네 번째 원인은 신장에 있다. 신장이 약해져서 기관지나 목 안의 점막이 건조해지면 목이 칼칼하고 건조해져서 이물감을 느끼게 된다. 목 안이 자주 마르는 느낌이 있거나 허리와 등이 아프며 피부가 건조하고 마른기침이 난다. 신장이 체질적으로 약하거나 후천적으로 약화되어 나타나기 때문에 신장을 강화하는 것이 효과적이다.

다섯 번째 원인은 폐와 위장 열이다. 이때에도 가래가 목과 기관지에 달라붙어서 목 안의 이물감이 느껴진다. 목 안은 폐와 관련이 있기 때문에 폐열이 심해지면 목에 질환이 발생한다. 이런 가래는 양이 많지 않으면서 끈적거리는 특징이 있는데 이를 조담(燥痰)이라고 부른다.

폐와 위에 열이 쌓이는 이유는 음주와 흡연, 기름진 음식을 많이 먹는 것 등 생활습관이나 체질적인 문제 때문이다. 담백한 음식 위주의 식생활과 체질개선을 하는 것이 효과적이다. 이처럼 목 안에 이물감이 들고 매핵기가 있다면 몸 안 어딘가에 이상이 있고 기가 잘 순환되지 않는다는 신호이다.

현대 의학에서는 매핵기를 신경증의 일종으로 보는 경우가 많다. 증세가 뚜렷한 경우에는 역류성식도염이나 위산역류로 인한 인후두 염증 또는 식도 주변의 과도한 긴장으로 인해 압력이 증가해 발생한다고 진단한다. 그래서 매핵기를 역류성식도염으로 진단하며, 위산억제요법을 많이 사용한다. 그렇게 되면 역류성식도염이 원인인 매핵기는 효과적으로 치료가 된다. 그러나 역류성식도염이 아닌데도 위산억제요법을 쓰게 되면 오히려 증상이 악화된다. 지나친 위산억제는 소화불량을 초래하고, 그렇게 되면 매핵기는 더욱 심해진다. 특히 체증으로 인한 매핵기는 일반적인 치료로는 잘 낫지 않는다. 증상이 심해져서 심한 기침, 천식 등으로 발전할 수 있다. 또한 체증을 심화시킬 수 있기 때문에 주의를 요한다. 매핵기가 흉부식도나 복부식도와 결합되면 음식을 제대로 못 먹는 증세로 작용하게 된다. 실제 매핵기는 주로 체증을 수반하기 때문에 소화기 문제가 뚜렷하게 나타난다.

체증을 수반하지 않은 신장, 폐, 위의 기능 저하로 인한 매핵기에는 생강과 꿀을 따뜻하게 타서 마시면 효과적이다. 생강은 염증을 없애고 꿀은 건조한 목에 윤활유 역할을 해서 불쾌감을 덜어준다. 또 한 가지 효과적인 방법은 매실 엑기스를 물에 타서 마시는 것이다. 매실은 기침을 멎게 하고 가래를 제거하는 효능이 있다.

매핵기를 예방하거나 자연치유하는 데는 심신조절법이 효과적이다. 심신조절법은 몸과 마음을 동시에 조절하는 방법이다.

체증으로 인한 매핵기의 심신조절법

1. 마음의 안정을 찾을 수 있도록 스트레스를 해소하고 운동이나 여행을 한다.

2. 분노와 화를 비롯한 부정적인 생각을 억제하고 긍정적인 마음가짐을 가
   지도록 노력한다.

3. 심리적 압박이나 억압을 해소할 수 있도록 속 시원한 대화와 상담을 한다.

4. 폭식과 급식, 과식을 피하고 음주와 흡연을 삼가며 정신적 여유를 유지
   해야 한다.

5. 체증 때문에 막힌 부위를 뚫어주고 기혈순환이 원활하게 이루어지도록
   한다.

6. 찬 음식, 자극적인 음식, 지나치게 기름진 음식을 피하고 담백한 음식을
   섭취한다.

7. 소식을 하고 부분단식으로 속을 비워주며 대외적으로 활동력을 높인다.

심한 체증을 동반한 매핵기에는 체기를 내려주며 심신조절법을 병행하는 것이 효과적이다.

매핵기의 주요 원인은 스트레스이기 때문에 무엇보다 심신의 안정이 필요하다. 긍정적인 생각과 이성과 감정의 균형을 위한 담담한 마음가짐이 무엇보다 중요하다. 증세는 복잡하지만 마음을 편안하게 풀어주고 몸의 막힌 기운을 뚫어주면 자연치유가 된다.

식도와
소화관의 메커니즘

CHAPTER 3

식도와 소화관의 메커니즘

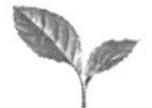

신경이 과민해지면 식도는 좁아진다

앞서 말한 것처럼 체증에 걸리면 온몸의 생체 시스템이 무너져 갖가지 문제가 나타난다. 하루 이틀 쉬면 낫겠지 하고 견디다가는 속의 병만 키울 뿐이다. 병원에 가더라도 이렇다 할 병명은 나타나지 않고 단지 '신경성'이라는 진단만 나온다. 그렇다면 과연 이 신경성과 체증은 어떤 관계가 있을까? 우선 우리 몸의 식도와 소화기관의 시스템을 알아보고 '신경성'과의 관계를 알아보자.

식도는 식도와 후두에 붙어 있는 깔때기 모양의 부분인 인두와 위 사이의 관처럼 생긴 부분을 말한다. 횡격막을 가로질러 위장의 분문까지 이어지는,

근육으로 이루어진 길이 25cm 정도의 관이다. 음식물을 위장으로 통과시키는 도로인 소화관의 톨게이트인 셈이다. 기능적으로는 식도의 입구 부분에 음식물이 들어오면 촉각에 의해서 자율신경이 작동한다. 그 결과 근육의 수축과 이완이 되는 연동운동이 일어나 음식물을 위까지 운반한다. 이렇게 음식물의 관문인 식도는 음식물을 아래로 내려보내는 기능을 지니고 있다.

입으로 들어간 음식물이 식도를 통과하는 데는 대략 5~7초밖에 걸리지 않는다. 식도는 단지 음식물을 내려보내는 관문이기 때문이다. 의학적으로 보면, 식도는 인간이 어떤 자세로 음식을 먹어도 위로 내려보낸다. 그러나 식도는 단순히 음식물을 보내는 기능만 하는 것이 아니다. 아직 알려지지 않은 식도만의 기능을 알면 체증의 주요 원인을 이해할 수 있다.

식도의 구조와 협착부

식도는 위치에 따라 경부식도, 흉부식도, 복부식도로 구별한다. 체증에 걸리는 곳도 바로 이 세 부분이다.

1. 경부식도

인두 하단에서 시작하여 기관 뒤쪽을 지나 가슴뼈의 가장 윗부분인 흉곽상구에 이른다. 길이는 약 3~4cm이다. 기관에서 좁아진 부분을 협착부라 하는데 식도에는 총 3곳의 협착부가 있다. 그중 경부식도의 협착부를 상협

착부라 한다. 이곳은 식도가 시작되는 부분으로 인두 주변을 지나는 정맥 다
발인 인두정맥총의 압박 때문에 좁아져 있다. 이 부위에서는 주로 찹쌀떡같
이 부드럽고 질긴 음식을 한 번에 많이 삼킬 때 급체가 일어난다. 음식을 급
히 삼키려다가 식도와 기도가 갈라진 경계에 걸려 기도가 막혀 질식하는 경
우가 있다. 이러한 경우를 민간에서는 흔히 '급살 맞아 죽었다'라고 표현하
기도 한다. 이러한 상황은 음식을 먹다가 급하게 쓰러진 경우로 이때는 목
의 이물질을 제거하는 기법을 사용하는 것이 바람직하다. 일본에서 실제로
있었던 일을 예로 들어보겠다. 찹쌀떡을 좋아하는 노인이 떡을 먹다가 목에
걸려 숨이 넘어가고 있었다. 그때 노인의 딸이 청소기를 목에 대고 찹쌀떡을
흡착시켜 생명을 구했다고 한다. 물론 식도와 입안의 다른 부분이 다칠 수도
있는 위험한 방법이기 때문에 권장하진 않는다.

또한 이 부위에 위산이나 음식 찌꺼기들이 있으면 목에 무엇이 걸린 것 같
은 매핵기를 느낀다. 증세가 심하면 매우 고통스럽다.

2. 흉부식도

흉곽상구에서 횡격막의 좁은 구멍인 식도열공까지로 길이는 약 20cm이
다. 양 젖꼭지 사이의 중간 지점까지라고 보면 된다. 이 부위의 협착부를 중
협착부라 하는데, 좌기관지와의 교차점으로 주위 기관이나 조직의 압박을
받아 좁아져 있다.

이 부위는 건조하거나 질긴 음식을 급히 먹으면 체증에 잘 걸린다. 밤고구마를 급하게 먹으면 가슴이 막히는 듯한 느낌이 드는 부위이다. 체증이 가장 빈번하게 일어나는 부위이며 게실이 잘 생기는 곳이라 매우 조심해야 한다. 식도에서 위장으로 들어가는 분문 근처에 게실처럼 울퉁불퉁한 곳이다. 식도가 건강한 사람은 흔적만 있지만 체증에 자주 걸리는 사람은 음식의 잔여물이 남거나 염증이 자주 생긴다.

3. 복부식도

길이 약 1cm로 식도열공을 지나며 좌측으로 심하게 꺾인 모양이다. 윗부분이 열려있다. 하협착부는 횡격막의 식도열공을 지나는 부분에 있는데 역시 주위 기관이나 조직의 압박을 받아 좁아져 있다. 이 부위가 아프면 명치가 당기고 아프거나 결리는 증세가 있다. 또한 이 부위에 체증이 생기면 위장에 영향을 주어 연동운동을 저하시킨다.

식도가 체증의 주원이 되는 이유는 식도의 내강(內腔) 때문이다. 내강이란 동맥이나 혈관 등 관 모양의 기관 안에 있는 빈 공간을 뜻한다. 보통 엄지손가락 굵기 정도인 음식물이 통과할 때는 상당히 확장된다.

그런데 이 내강은 혀와 식도에서 거부하는 음식물이 통과될 때 수축된다. 또한 신경과민이나 심한 긴장감, 스트레스 상태가 되어도 좁아진다. 이미 체한 적이 있었던 음식물에 대해서도 마찬가지로 좁아지는 생리적 반응을 나타낸다. 이렇게 내강이 좁아지는 현상이 체증을 유발하는 주요한 원인이다. 내강이 좁아지면 식도의 협착부는 더 좁아지면서 음식물이 통과되지 못해 체증이 유발되기 때문이다.

이렇게 식도에 나타나는 대표적인 체증의 증세는 신경과민 때문에 식도가 좁아지는 것이다. 특히 흉부식도는 기관지와 심장과 폐의 영향을 직접 받는다. 신경이 과민하여 상기증, 혹은 화병으로 심장과 폐의 열이 높아지면 식도는 열이 전도돼 좁아져 체증을 유발한다. 신경성이 아니라, 신경과민 때문에 폐와 심장에 열이 생겨 근육이 수축되면 식도가 좁아지는 것이다. 그래서 중협착부에 체기가 잘 일어난다.

특히 스트레스나 분노 때문에 심장과 폐의 열이 많아져 식도가 좁아지면 속수무책이다. 그럴 때 보통 사람들은 가슴을 치거나 엄지손가락 손톱 밑을 따는 등의 조치를 취한다. 그래도 체기가 내려가지 않으면 체기가 만성화되며 모든 소화관에 영향을 준다. 경부고속도로의 서울톨게이트가 막히면 고속도로 전체가 막히는 것과 같은 현상이다. 그렇게 체증으로 고통을 받다 보면 소화불량이 심해지고 소화관 전체에 비상이 걸린다.

소화가 안되고 신물이 넘어오거나 심각한 무기력증이 생긴다. 그러나 병원에 가면 식도의 체증에 대해서는 일절 논하지 않는다. 다만 신경성 소화불량 혹은 위장의 기능 저하 등으로 진단할 뿐이다.

위내시경이나 대장내시경을 하고 온갖 검사를 해도 마찬가지이다. 식도의 이상 증세는 잘 드러나지 않는다. 신경성이라거나 위장병이라는 식의 진단이 내려진다. 문제의 핵심이 간과되고 있는 것이다. 그렇기 때문에 체증을 느끼면 무엇보다 먼저 식도의 상태를 점검해보아야 한다. 각종 검사로 나타나지 않지만 체기를 체크하고 기혈의 흐름을 통해 진단해서 자연치유하는 것이 가장 효과적이다.

위의 기능과 간기울결 vs 소화불량

위는 식도에서 연결된 분문 아래에 위치한다. 위는 조그만 자루 모양을 한 소화기관으로 튼튼한 근육으로 싸여 있다. 식도를 거쳐 위로 들어온 음식물은 소화가 시작된다. 위는 늘어났다 오므라들었다 하는 연동운동을 반복하며 기능적 소화와 화학적 소화를 왕성하게 한다. 이때 위에 기능적, 화학적 이상이 생기면 위장병이 된다.

한국인에게 가장 많은 위장병은 통칭 '속병'이라고 한다. 내장 속의 병이라는 뜻으로 그만큼 흔하다. 경상도에서는 고민과 걱정을 뜻하는 말로 '속 시끄럽다'라는 표현이 있을 정도다. 이처럼 위장에 나타날 수 있는 이상은 광범위하다. 급성위염, 만성위염을 비롯하여 위경련, 정상인보다 위가 아래로 처져 있는 증상인 위하수, 위확장 등이 있다. 이외에도 위장병에 영향을 미치는 것으로 담석증, 급성췌장염이나 맹장염, 장염, 과민성대장증후군 등이 있다. 복통이 일어나거나 소화기 계통의 이상으로 병원을 찾으면 대개 위를 중심으로 진단한다. 그러나 체증 때문에 생긴 위장병은 위장만의 문제로 해결되지 않는다. 그 이유는 체증에 관한 위장병의 기전은 식도나 장과 연계해 작동하기 때문이다.

일반적으로 위장병은 화학적 소화기능의 문제인데 반해, 체증은 기능적 소화기능의 문제를 유발한다. 화학적 소화기능의 문제는 위산과다가 대표적인데, 위산과다가 만성화되면 만성위염이 된다. 또 식중독으로 인한 감염이나 갑작스런 중독성으로 염증을 일으키는 경우가 급성위염이다. 이런 증세와 달리 체증으로 인한 위장병은 위의 기능 장애가 원인이 된다. 이렇게 위장의 기능 저하가 심해지면 화학적 소화기능에도 악영향을 미치는 경우가 많다. 문제가 복합적으로 나타나는 것이다. 단, 체증으로 인한 위장의 기능 장애는 화학적 소화나 기질적 검사를 해도 문제가 나타나지 않는 경우가 많다. 그러나 진단이 되지 않는다고 해서 방치할 경우 비장의 기능을 약화시켜 간기울결을 유발한다.

체증으로 인한 간기울결

간기울결이란 간의 기운이 뭉친 상태를 뜻한다. 이는 흔히 '기가 막힌다'라는 표현을 쓰는데, 정신적 고통이나 자극으로 심리적인 스트레스를 받으면 생기는 경우가 많다. 또한 체중이나 다른 장기의 질병으로 간의 기능이 나빠져도 생긴다. 간의 기혈이 돌지 않고 뭉쳐져서 기가 경락이나 다른 장기에 막히기 때문이다.

그렇게 되면 근심걱정이 많아지며 표정이 어두워진다. 또한 옆구리나 아랫배 등, 간에 붙어 있는 인대인 간경(肝經)이 지나가는 부위에 당기는 듯한 통증이 생긴다. 한숨이나 트림을 하면 통증이 덜해지기도 해서 의식적으로 한숨이나 트림을 자주 하기도 한다.

간기울결의 증세

1. 기가 멈추어 피가 뭉친다

기가 막히면 피가 뭉쳐서 가슴과 옆구리에 찌르는 듯한 통증이 나타난다. 혹이 생긴 것 같은 이물감이 느껴지고 혀가 보라색, 파란색이 되며 멍 같은 반점이 생기기도 한다. 여성은 생리통과 생리불순 등의 증상이 나타난다.

2. 기가 멈추어 담이 생긴다

한의학적으로 봤을 때 기의 흐름이 막히면 담이 생긴다. 담과 기가 뭉친 것이 목구멍에 머무르게 되면 매핵기와 혹으로 발전하기도 한다.

3. 기가 뭉치어 화가 생긴다

기의 흐름이 멈춘 것이 심해지면 멈추어 있는 기가 화(火)가 된다. 이 상황이 계속되면 상기증으로 발전한다.

4. 목기(木氣)가 토기(土氣)를 제어하지 못한다

간은 우리 몸의 기가 상하로 운행하도록 돕는 역할을 하는데, 간의 기운이 약화되면 체내 기운이 상하로 운행되지 않아 당기는 듯한 통증이 생긴다.

비장은 기를 위로 올리는 것을 주관하고 간이 이를 도와주는 역할을 하므로 간이 나빠지면 비장이 기를 올려주는 것을 도와주지 못하게 된다. 그렇게 되면 기운이 모두 하강해 장기능까지 나빠져 설사를 하게 된다. 반면에 위는 우리 몸의 기를 내리는 것을 주관한다. 그래서 간의 기운이 뭉쳐 위장의 작용을 돕지 못하면 기가 하강하지 못하고 거꾸로 상승하여 가슴이 답답하고 토하고 신물이 넘어오는 증상이 나타난다. 이처럼 간기능이 약해지면 우리 몸의 장기가 제 역할을 못해 체증과 유사한 증세가 나타난다.

체증으로 인한 소화불량

체증이 생기면 식도와 위의 압력이 달라지고 기능이 약화된다.

일반적으로 체증이 없는 사람은 식도와 위장의 압력 차이가 없다. 따라서 장기의 균형이 유지되며 위산역류나 입냄새 등이 없다. 그러나 체증이 유발되면 식도의 압력은 낮아지고 반대로 위의 압력은 높아진다. 거기에다 위의 분문이 열리면서 트림과 구토 증세가 나타나고 위산이 증가하며 유문의 괄약근이 약해져 위의 연동운동이 현저히 약해진다.

또한 식도협착부에 체증이 생기면 위장의 분문이 열려 있거나 닫혀 있는 등 기능적 결함이 생긴다. 체증이 심해지면서 교감신경이 항진되어 자율신경의 균형이 무너지기 때문이다.

체증의 심각한 정도는 가슴과 머리의 열로 알 수 있다. 체증이 유발되면 대부분 심각한 두통 혹은 머리에 열감을 느낀다. 심장과 폐의 열이 심해져서 눈을 뜨지 못하는 사람도 있다. 코가 막히고 귀가 멍멍하며 입이 마르고 기침을 한다. 식도에서 시작된 열이 소화관 전체의 기능을 저하시켜 무기력하게 만들기도 한다.

그렇게 되면 상대적으로 복부의 냉증이 가속화된다. 복부가 차가워져 소화가 제대로 이루어지지 않는다. 또한 상기증과 위의 냉증이 가속화되어 부교감신경의 저하되고 결국 심한 소화불량 상태가 된다. 속이 메스껍고 쓰라리며 복부팽만감이 심해진다. 체증이 오래되면 손을 따거나 소화제를 먹으며 운동을 해도 효과가 없다. 심지어 심한 소화불량은 횡격막을 조여 호흡곤란 및 심장 압박 등의 장애를 줄 수도 있다. 급기야는 뇌 혈액공급에 지장이 생기는 상황도 발생한다.

어떤 환자는 정신적 위축으로 중풍과 유사한 증세가 보이기도 했다. 체기와 관련된 풍증의 경우는 대부분 뇌에 일시적인 혈액순환장애인 일과성 뇌허혈 증세가 나타난 것이다. 이러한 증세들은 체증으로 인한 간기울결과 소화불량의 증세가 결합되어 나타난다. 따라서 소화불량이 장기간 지속되면 체증을 의심해보아야 하고 간기울결이 있는지 확인해 자연치유를 하는 것이 바람직하다.

소장의 기능과 비만체중 vs 마른체중

체증은 마른 사람과 비만인 사람 모두에게 찾아온다. 다만 그 형태가 조금 다를 수 있다. 이것을 이해하려면 우선 소장의 기능을 정확하게 아는 것이 중요하다.

소장은 위장과 대장 사이에 있는 길이 7m, 지름 3~4cm에 이르는 소화관이다. 소장의 주요 기능은 소화운동을 하면서 영양분을 소화하고 흡수하는 것이다. 소장은 십이지장, 공장(空腸), 회장(回腸) 등 세 부분으로 구분된다. 소장 내부에는 수많은 주름이 있고 그 표면에 융모돌기라는 작은 돌기가 있다. 이 융모 사이로 장선이 열려 있어 장액을 이곳으로 분비한다. 위액에 의해 암죽처럼 된 음식물은 소장을 통과하는 사이에 소화와 흡수가 된다. 또 소장 벽에서 분비되는 장액, 간에서 만들어지는 쓸개즙, 이자에서 나오는 이

자액 등과 혼합되어 소화와 흡수가 이루어진다.

만성체증으로 인한 소장의 기능 저하

체증이 심해지면 소장의 3가지 기능이 자연적으로 저하된다. 특히 만성체증일 때는 소장의 기능 저하가 뚜렷해지며 여러 가지 장애가 수반된다.

1. 운동기능 저하

체증으로 인해 위장과 소장을 잇는 유문의 괄약근이 약화되면, 소장의 운동기능이 저하된다. 그러면 자연히 혈류량이 줄어들면서 내장이 차가워져 냉증을 일으키고 그 결과 무기력증, 만성피로증후군, 사지무력증, 상기증 등이 나타난다. 특히 길이가 7m나 되기 때문에 식적이 쌓이는 데 최적의 조건이 되고 체증을 더욱 악화시킨다.

소장의 연동운동은 세 가지의 패턴을 가지고 있다. 첫 번째 패턴은 위에서부터 아래로 지렁이가 기어가는 것 같은 모양으로 상하로 옴죽거린다. 두 번째는 소화관이 좁아졌다 넓어지기를 반복하는 확장과 수축운동이다. 세 번째는 소화관이 흔들리는 회전운동이다. 그렇기 때문에 가스가 차거나 식적이 쌓이면 요동도 심하고 뱃속에서 꾸룩거리는 소리가 들린다. 세탁기를 생각하면 간단하다. 빨래가 뭉치면 세탁기가 제대로 작동하지 않고 심한 잡음을 내다가 결국 고장 나는 것과 같은 이치다.

2. 소화기능 저하

장에서 일어나는 소화는 주로 십이지장에서 일어난다. 담즙과 췌장액을 분비하여 지방을 소화시키는 것이다. 따라서 체증이 심해지면 지방분해가 잘되지 않는다. 대개 지방질은 십이지장에서 담즙에 의해 분해되는데, 체증 때문에 담과 담관이 담즙을 분비하지 못하기 때문에 지방을 분해하지 못하는 것이다. 또한 췌장액이 부족해지며 당뇨병까지 유발할 수도 있다. 그렇게 되면 화학적으로 소화기능이 떨어지게 되고 결국 식적이 쌓이면서 위장의 음식물을 아래로 내려보내지 못한다. 식도의 체증으로 인해 연쇄적으로 소장에까지 영향을 주어 소화기능을 떨어뜨리는 것이다. 그 결과 소장의 소화기능이 저하되어 가스가 차고 속이 부글거리며 손과 발에 힘이 빠지고 무기력하게 된다.

소장의 소화기능 저하는 배꼽 주변에 뭔가 덩어리 같은 이질감이 느껴질 때 심해진다. 명치 아래로 배꼽 주변을 만져보면 둥그렇게 뭉친 느낌이 있는데 만지면 통증과 함께 꾸룩거리는 소리가 나기도 한다.

3. 흡수기능 저하

소장의 운동기능과 소화기능이 저하되면 흡수기능도 자연히 저하된다. 십이지장에서 분해된 음식물의 작은 분자는 회장과 공장의 융모 안쪽에 덮여 있는 세포 속으로 들어간다. 그곳에서 다시 모세혈관에 흡수되고 간의 문맥에 도달한 후 운반된다. 이렇게 소화된 음식물의 영양분은 간에서 다른 세포로 운반되어 생명유지에 필요한 활동을 한다.

그런데 체증으로 인해 소장에 식적이 쌓이면 흡수가 잘 안 된다. 소장의 운동기능이 저하되고 소화기능이 저하되어 흡수를 담당하는 융모돌기들이 제 기능을 다하지 못하기 때문이다.

내장이 차게 되면 흡수기능이 떨어지는 것은 당연하다. 소화가 되지 않아 잘게 분해되지 않은 음식물들은 흡수도 잘되지 않는다. 그렇게 되면 악순환이 반복된다. 에너지 흡수력이 저하되어 기운이 없어지며 내장의 기능들은 서서히 저하된다. 그래서 만성체증이 심각해지면 소장의 흡수기능이 저하되는 사례가 많다.

특히 역류성식도염이나 과민성대장증후군까지 나타나기 시작하면 장의 흡수기능은 매우 약화된 상태다. 이때는 양 젖꼭지에서 바로 내려와 갈비뼈와 만나는 위치에 있는 일월혈을 눌러서 장에 대한 이상을 확인해보는 것이 좋다. 눌러서 심한 통증이 느껴지면 장기능에 이상이 있는 것이다.

만약 체증 때문에 흡수기능이 저하되어 있으면 흡수할 수 있는 음식을 잘 선택해야 한다. 특정 음식에 대한 거부반응을 미리 알고 중화된 음식을 섭취하는 것이 바람직한 것이다.

그런데 왜 같은 체증이라도 어떤 사람들은 마르고, 또 어떤 사람들은 살이 찌는 것일까? 앞서 소장의 원리와 체증이 소장에 미치는 영향을 알아보았으니 이번에는 마른체증과 비만체증에 대해 알아보도록 하자.

마른체증과 비만체증

먼저 마른체증은 장의 소화흡수가 안되어 마른 체형이 되는 경우이다. 소장의 기능 저하가 심각해 소화와 흡수가 전혀 안 되거나 소화와 흡수가 되더라도 신경과민 때문에 에너지 축적이 이루어지지 않는 경우이다.

비만체증은 소화흡수가 안되는데도 전신부종으로 살이 찌는 경우이다. 비만체증은 소화와 흡수 기능에 장애가 생겨 수분조절이 되지 않을 때 나타난다. 특히 내장의 저체온이 심각한 체질일수록 비만체증으로 발전하는 경우가 많다.

마른체증과 비만체증을 비교해보면, 신경과 장의 기능이 긴밀하게 연결되어 있다.

마른체증을 앓고 있는 사람들은 대개 심신이 긴장되어 있고 지독한 스트레스에 시달린다. 또한 소장의 기능이 저하되어 있어 영양소의 흡수가 잘 안 된다. 그러다 보니 단백질, 지방, 탄수화물이 부족해 살이 계속 빠지게 된다.

반면에 비만체증을 앓고 있는 사람들은 대개 심신이 느긋하다. 간혹 마른체증처럼 심신이 긴장되어 있고 지독한 스트레스에 시달리는 경우도 있다. 그러나 그러한 체질도 공통적으로는 대장의 기능이 저하되어 있어 영양소의 배출이 제대로 이루어지지 않아 체내수분, 지방, 탄수화물이 과도하게 쌓이게 돼 살이 찌는 것이다.

아무리 먹어도 살이 안 찌는 마른체중이나 먹지 않아도 살이 찌는 비만체중은 둘 다 심각한 상태이다. 이러한 체중들은 자연치유를 통해서 체질이 균형을 잡을 때만 정상 체형으로 회복될 수 있다. 반대로 이야기하자면 마르거나 찌지 않는 정상체형이 되어야 비로소 체중에서 벗어난 것이라 할 수 있는 것이다.

대장의 기능과 과민성대장증후군 vs 변비와 게실염

대장은 길이가 약 1.5m이고 지름은 5~6cm 정도이며 맹장, 결장, 직장으로 나눠진다. 소장 다음에 이어지는 소화관으로 음식물의 수분을 흡수하고 소화되지 않은 음식물 찌꺼기를 저장하고 배출하는 일을 담당하고 있다. 음식물을 분해하는 역할은 하지 않는다. 또한 대장에 서식하는 세균들이 생산하는 여러 가지 물질을 흡수하기도 한다. 대장의 각 부분이 하는 일을 살펴보면 다음과 같다.

맹장은 대장의 첫 부분으로 소장과 결장을 잇는 역할을 한다. 복부 오른쪽 아래에 있으며, 작은 주머니 모양이다. 소화 중인 음식물을 소장으로부터 받아들이고 일시적으로 저장하며, 결장으로 이동시킨다. 이때 음식물이

소장의 끝에 다다를 때쯤 소장과 대장 사이의 난문이 열리며 음식물이 들어
간다. 이때 음식물에는 소화가 아직 안 된 음식물과 약간의 물, 비타민, 무
기물 등이 들어 있다. 충수는 맹장에서 나온 작은 돌출부이다. 사람의 충수
는 특별한 기능이 없는 것으로 알려져 있다. 이 부위에 감염이나 염증이 발
생할 수 있으며, 맹장수술로 제거한다.

결장은 대장의 대부분을 차지하며 상행결장, 횡행결장, 하행결장, S상결
장으로 이루어져 있다. 음식물이 결장을 통과하면 직장으로 보내진다. 소화
가 안된 음식물, 물, 비타민 등이 직장에 있는 점액, 세균과 섞여 대변으로
변하기 시작한다. 직장은 대장의 맨 끝부분으로 대변이 배출되기 전에 마지
막으로 저장되는 공간이다. 인체는 외부 음식물의 섭취와 배출에 매우 민감
하기 때문에 체증이 심해지면 대장의 활동에도 심각한 영향을 미친다.

대장에서 나타나는 가장 흔한 증세는 과민성대장증후군이다. 과민성대장
증후군이란 장이 제 기능을 못해 설사와 변비가 반복되는 증세이다. 과식하
면 설사하고 스트레스를 많이 받으면 변비가 된다. 배꼽을 중심으로 아래쪽
에 항상 불쾌한 느낌을 수반한다.

만성체증이 심화되어 소장에 식적이 쌓이게 되면 흡수기능이 떨어져 과
민성대장증후군에도 악영향을 끼친다. 이런 경우에는 대개 설사보다는 변
비를 수반한다.

체증으로 오는 변비는 크게 4가지 이유에서 발생한다. 첫 번째는 뱃속의

압력이 상승해 나타난다. 이렇게 압력이 상승하면 직장에서 배변시켜주는 힘이 부족해져 변비가 나타난다. 두 번째는 장 내부가 좁아져 대장기능이 저하되어 나타난다. 대장정맥류나 대장게실 등으로 대장 내부의 공간이 협소해져 변의 찌꺼기가 끼게 되어 대장의 연동운동이 줄어들기 때문이다. 세 번째는 식적 때문에 대장이 꽉 차서 밀어낼 힘이 없을 때다. 네 번째는 대변의 수분이 메말라 굳어져서 나오지 않는 경우를 들 수 있다.

체증 때문에 생기는 변비는 배를 만져보면 그 상태를 가늠할 수 있다. 누워서 배꼽 왼쪽 하단의 기충혈 주변을 눌러가며 체크하면 된다. 기충혈을 눌렀을 때 물렁물렁하고 부드러우면 장이 제 기능을 하고 있는 것이다. 만일 둥그런 파이프 같은 것이 만져지면 변비이다. 하행결장에서 직장으로 가는 사이에 변이 될 잔재물이 가득 찬 상태로, 정도가 심하면 만성 변비로 발전한다. 그런데 체증으로 인한 변비는 체증이 낫지 않으면 쉽게 사라지지 않는다.

또한 체증 때문에 변비가 생겼을 때는 대장의 상행결장과 횡행결장, 하행결장에도 상당한 양의 식적이 쌓여 있을 가능성이 있다. 상행결장은 맹장에서 간 쪽으로 올라간 부위로 간이 있는 우측 갈비뼈 옆에 있는데, 체증이 심하면 그 주변이 단단하게 뭉쳐 있다. 그곳을 풀어주어야 한다. 횡행결장은 상행결장에서 배를 횡으로 가로지르는 부분으로 이곳에도 단단히 뭉친 식적이 많다. 하행결장은 비장이 있는 우측 갈비뼈 옆에 있다. 그곳 역시 단단히 식적이 뭉쳐 있을 때가 많다.

전체적으로 식적이 많이 있을수록 변비는 심해지며 대장기능도 저하된다. 결국 여러 가지 질병이 생기는 것이다.

대표적인 대장 질병으로 대장염, 게실염, 점막의 기능 장애, 장경련, 장협착, 궤양 등이 있다. 그중에서 체중으로 인한 가장 위험한 증세는 대장게실염이다.

정확한 원인은 밝혀지지 않았으나 대개 식습관과 관련이 깊다. 식사에 섬유질이 부족하면 대장의 근육은 변을 밀어내기 위해 죽기 살기로 무리하게 움직인다. 그러다 보면 근섬유 중 약한 곳에 탈장이 생기고 이 부분에 혹 같은 작은 자루가 생긴다. 타이어 속에 무리하게 공기를 주입하면 가장 약한 부분이 튀어나오는 것과 같은 이치다. 그렇게 생긴 자루가 게실이다. 게실은 자루 모양이므로 속에 변이 쌓이기 쉽고 해로운 세균이 번식하여 감염과 염증의 원인이 된다. 게실에 염증이 생기면 게실염이 된다.

게실염이 위험한 이유는 언제 터질지 모르는 폭탄이기 때문이다. 직장내출혈, 복막염 등이 나타날 수 있고 심한 경우 목숨까지 앗아갈 수 있다. 현재까지 서양 의학으로는 대장게실증의 원인은 밝혀진 바가 없다. 그러나 원인 없는 결과는 없다. 식도게실증과 마찬가지로 대장게실증 역시 체중과 관계가 깊다. 그 이유는 3가지로 볼 수 있다.

첫째, 체질에 맞지 않는 음식물을 섭취하는 경우다. 몸에 맞지 않는 음식은 대장에서도 거부반응을 일으킨다.

둘째, 체증으로 인해 장의 기능이 저하되어 변비가 심해질 때 게실이 생긴다.

셋째, 체증 때문에 생기는 식도협착과 마찬가지로 대장의 협착이 게실을 유발하는 주요 원인이 된다. 염증성질병이 조직을 손상시켜 협착이 되기도 한다. 하지만 체증으로 인한 식적이나 장의 기능 저하가 원인이 되는 경우가 많다.

혹자는 대장이 만병의 원인이라고 한다. 일부 맞는 말이긴 하다. 그러나 우리 몸의 소화관은 모두 연결되어 있어 어느 한 곳의 문제가 다른 곳으로 전이된다. 따라서 근본적으로 음식물을 섭취하는 식도에서부터 시작되는 체중이 근본적인 원인을 제공하기 때문에 배출을 담당하는 대장에도 문제가 발생하는 것이다.

암을 유발하는 적취와 구(九)적

체증이 오래되면 내장에 덩어리가 생겨 적취(積聚)가 된다. 주로 가슴과 머리의 열이 심하며 내장이 차가워진 상태에서 음식을 조절하지 못할 때 생긴다. 그다음으로 지나친 고민과 분노, 슬픔 등으로 스트레스를 받아 비장과 간이 상해서 발생하기도 한다. 적은 잘 치유가 되지 않고 오래되면 암을 유발하는 주요 원인이 된다.

적과 취의 구분과 증세

적은 한의학에서 말하는 음의 증세로, 소화관에 단단한 물체가 있어 누르면 매우 아프다. 통증이 느껴지는 부위가 일정하다. 주로 장에 생기며 증세가 심해 고통스럽다.

취는 양의 증세로, 일정한 위치에 머무르지 않고 이동한다. 누르면 연한 감이 있으면서 움직인다. 복부 전반에 나타나며 증세가 가벼운 편이다.

적의 5가지 증세

1. 간의 적은 유리잔을 엎어놓은 것 같은 모양이며 왼쪽 옆구리 아래에 생긴다. 오랫동안 낫지 않으며 옆구리가 결리고 낯빛이 퍼렇게 변한다.
2. 심장의 적은 팔뚝만한 것이 배꼽 위에서 명치 밑까지 뻗쳐 있는 모양이다. 오랫동안 낫지 않으며 가슴이 답답하고 낯빛이 벌겋다.
3. 비장의 적은 주로 위 안의 중간 부분인 중완(中脘)에 생긴다. 크기는 유리잔을 엎어놓은 정도다. 오랫동안 낫지 않으며 팔다리를 잘 쓰지 못하게 되고 황달이 생기기도 한다. 음식을 먹어도 살이 찌지 않는다.
4. 폐장의 적은 오른쪽 옆구리 밑에 생기며 유리잔을 엎어놓은 것 같은 모양

이다. 오랫동안 낫지 않으며 오싹오싹 춥다가 열이 나고 숨이 차며 기침
이 난다. 낯빛이 창백하다.

5. 신장의 적은 아랫배에서 발작하여 명치끝까지 치밀어 오르는 듯한 증세
가 나타난다. 오랫동안 낫지 않고 숨이 차며 기운이 약해진다. 얼굴빛이
꺼멓게 되고 아랫배에 생긴다.

적취는 나쁜 기운인 사기(邪氣)이므로 심하지 않은 경우 정기(正氣)를 보하
면 저절로 없어진다. 인체의 영양 에너지가 균형을 이루면 적취는 우리 몸의
자정작용으로 배출되기 때문이다. 그러나 심한 경우라면 이야기가 달라진
다. 영양요법만으로 쉽게 사라지지 않기 때문에 각종 자연치유요법을 병행
하는 것이 좋다. 적취가 사라진 후에는 음식을 조절하고 성생활을 조심하며
지나치게 화를 내거나 부정적인 생각을 하지 않는 것이 중요하다.

기본적으로 적과 취는 허약한 사람에게 잘 생긴다. 물론 건강하다고 해도
체질적으로 불균형이 되고 기혈이 쇠약하면 적취가 생긴다. 따라서 먼저 체
질적으로 영양 에너지의 균형을 잡아주고 허한 것을 보하여 기혈을 든든하
게 바로잡는 것이 중요하다.

체중으로 인한 구적

체중으로 인한 적은 9가지로 식적, 담적, 주적, 기적, 연적, 벽적, 수적, 혈적, 육적이 있다. 여러 가지 음식 때문에 몸의 기운이 상하면 적이 된다. 이 구적은 음식물의 종류와 상태에 따라 분류한다. 구적을 분류하면 다음과 같다.

1. 식적(食積)

먹은 것이 소화되지 않아 생긴 적이다. 식적이 쌓이게 되면 배가 더부룩하고 가슴이 답답하다. 동의보감 적취편에 나오는 말로, 기혈순환이 안되어 뭉쳐 나타난다.

식적이 심하면 메스껍고 가슴이 답답하며 식은땀이 흐른다. 또한 피로가 쌓여서 풀리지 않고 쉽게 지치며 음식을 먹을 때마다 소화가 잘 안 된다. 가슴이 답답하고 얼굴이 창백해지며 열이 어깨와 뒷목, 얼굴로 오른다. 만성화된 식적은 심각한 체증을 수반하며 주기적으로 가슴답답증과 호흡곤란, 두통, 어지럼증, 구토증, 상기증, 사지무력증 등으로 나타나기도 한다.

2. 담적(痰積)

담이란 우리 몸의 수분이 제대로 흡수되지 못하고 뭉쳐 끈적끈적하게 된 것이다. 담적은 이런 담이 가슴에 몰려서 나타난다. 주요 증세는 가슴이 답

답하고 은근히 아프며 가래가 잘 떨어지지 않고 콧물과 침이 걸쭉하게 나온
다. 현기증이 나며 뱃속에 단단한 덩어리가 있는 듯한 느낌이 든다. 이는 담
때문에 기가 정체되어 습하고 탁한 기운이 가슴에 맺혀 나타난다.

3. 주적(酒積)

술 때문에 생긴 적이다. 얼굴빛이 누러면서 거멓게 되고 배가 불러 오르며
때때로 멀건 물을 토한다. 몸에서 술을 거부하는데도 억지로 마시거나 간해
독이 덜 된 상태에서 술을 마실 때 생긴다.

4. 기적(氣積)

근심이나 분노가 쌓여 오래도록 풀리지 않아서 생기는 적이다. 가슴과 옆
구리가 거북하고 불편하다. 트림을 하고 배가 불러 오르며 종기 같은 것이
생겼다 없어졌다 하고, 아픈 곳이 일정하지 않다.

5. 연적(涎積)

침을 삼킨 것이 뭉쳐서 이루어진 적이다. 식도의 협착증으로 위장의 유문
이 닫혀 있는 상태에서 침을 많이 삼키면 체증이 생긴다. 연적은 대개가 경
부식도의 협착부에 침이 걸려 뭉쳐지기 때문에 목구멍에서 톱을 켜는 듯한
소리가 난다.

6. 벽적(癖積)

식적이 몰려 막힌 데에 나쁜 기운이 뭉쳐 생긴다. 갈비뼈 밑이 당기고 단단하며 덩어리가 있어 호흡할 때 오르내린다. 아픈 곳이 일정하지 않으며 때로 찌르는 듯한 고통이 느껴지고 심한 복통이 있다. 호흡곤란 증세가 오기도 한다.

7. 수적(水積)

물이나 음료수를 지나치게 마셔서 생긴 적이다. 몸이 수용할 수 있는 적정량보다 물을 많이 마시거나 식도협착증인 상태에서 물을 마시면 수적이 된다. 가슴과 옆구리가 당기면서 아프고 꼬르륵 소리가 난다. 간혹 정강이가 붓기도 한다.

8. 혈적(血積)

어혈로 생긴 적을 말한다. 타박이나 염좌 혹은 산후에 어혈이 뱃속에 쌓여서 생긴다. 얼굴이 누렇고 주름이 잡히며 명치와 배 또는 옆구리에 단단한 덩어리가 생겨 아프다. 대변이 딱딱하게 굳거나 검게 변한다.

9. 육적(肉積)

지나친 고기 위주의 식단 때문에 생긴다. 육류를 즐겨 먹는 사람들이 잘 걸리지만 그러지 않는 사람도 억지로 고기를 먹게 되면 걸린다. 육류를 과식하거나 폭식, 과식하게 되면 미처 잘 씹히지 않은 찌꺼기가 정체되어 체중을 유발한다.

그 밖에 물고기와 게를 지나치게 먹어서 생긴 어해적(魚蟹積)이 있고, 과일나 채소를 많이 먹어서 생긴 과채적(果菜積), 차를 지나치게 많이 마시면 생기는 다적(茶積), 먹은 음식이 몰려 뭉친 것이 변하여 벌레가 생겨서 된 충적(蟲積)이 있다. 이렇게 과식, 폭식, 급식 등으로 체기가 쌓이면 기혈순환을 막아 오장육부의 기초기능을 원활히 작동하지 못해 몸속 노폐물이 배설되지 않고 축적되어 각종 적이 생긴다. 적취가 만성화되면 몸이 차가워져 각종 암을 유발하기 때문에 매우 조심해야 한다. 따라서 체중을 유발하지 않도록 관리하고 적취가 생기지 않도록 주의해야 한다. 체중이 있을 때에는 빨리 자연 치유 등을 통해 내림으로로써 건강한 몸을 유지해야 한다.

체중으로 인한 상기증과 공황장애

체중으로 인한 상기증

체중으로 인한 상기증은 고통스럽다. 심한 경우 일상생활을 하지 못할 정도의 편두통과 우울증을 유발하기도 한다. 특히 얼굴에 상기증이 생기고 심장과 폐와 두뇌의 열로 무기력증을 겪는 사람이 많다. 증세가 이렇게 심각한 데도 많은 사람들은 선천적인 체질 탓인 줄로만 안다. 심지어 좋다는 병원을 이곳저곳 기웃거리는 '병원쇼핑'을 하는 경우도 허다하다. 그만큼 체증으로 인한 상기증은 원인이 복잡하고 치유도 쉽지 않다. 그러나 체증이 원인이라는 것을 명확하게 안다면 의외로 쉽게 자연치유가 이루어진다.

체증으로 인한 상기증 진단

1. 머리가 아프거나 어지러우며, 뒷목이 뻣뻣해진다. ☐
2. 목과 가슴이 답답해지며 열감을 심하게 느낀다. ☐
3. 눈 밑이 검어지며 눈알이 아프고 뻑뻑하며 피로감이 심하다. ☐
4. 얼굴이 자주 붉어지며 피부가 건조해진다. ☐
5. 코가 자주 막히고 비강이 건조하며 심하면 코피가 난다. ☐
6. 귀가 멍하거나 귓속이 건조해서 간지럽고 이명이 들리기도 한다. ☐
7. 감정의 변화가 많아 우울증이나 조울증이 있다. ☐
8. 왼쪽 가슴이 눌리는 느낌이 들거나 통증이 있다. ☐
9. 심장이 불규칙하게 뛰는 심방세동이 느껴진다. ☐
10. 호흡이 불완전해지며 한숨이 나오거나 트림이 많이 나온다. ☐
11. 소화가 느리거나 잘 안 되며 변비가 있고 무기력하다. ☐
12. 부정적이고 비판적이다. ☐

위의 증세에서 6가지 이상이 해당되면 상기증이다.

체증으로 생기는 상기증은 일반적인 상기증과 몇 가지 차이가 있다. 선천적으로 열이 많아 생기는 상기증은 소화와 배설, 흡수가 잘된다. 그러나 체중의 상기증은 소화와 배설이 안되며 흡수력이 떨어져 위와 같이 여러 증세들이 나타난다. 따라서 위의 증세가 있다면 우선 체중을 내리는 것이 시급하다.

체중으로 인한 공황장애

체중으로 인한 상기증이 만성화되면 공황장애로 발전된다. 상기증 때문에 불안과 초조감이 심해지면서 공황발작을 일으키는 것이다. 실제 체중으로 고생하는 사람들을 만나보면 이런 증세를 호소하는 경우가 많다.

체중으로 인한 상기증이 공황장애로 발전하는 과정에서 자율신경실조증이 생길 수 있다. 부분적으로 순환계, 호흡계, 소화기계, 외부환경에 대한 적응기능 등 여러 부위에서 일어난다. 이때 나타나는 증상은 만성체증, 잦은 설사, 변비, 근육통, 식은땀, 잦은 두통, 만성피로, 손발 저림, 두근거림, 불면증 등이다. 이러한 자율신경 실조증이 더욱 심해지면 정신적으로 불안과 초조감이 극대화되어서 몸과 마음에 이상 증세가 나타난다. 이런 경우 심근경색, 부정맥, 심방세동으로 진단받는 경우가 많다. 따라서 자가진단으로 체중의 여부를 확인해보고 근본적인 원인을 찾는 것이 중요하다.

체증으로 인한 공황장애의 진단

심장과 폐의 기능 저하로 인한 증상

1. 어지럽고 호흡이 가빠진다. ☐
2. 속이 메스껍고 심장박동이 빨라지거나 불규칙적으로 뛴다. ☐
3. 매핵기가 느껴지고 가슴과 명치 위쪽이 뭔가 막힌 듯이
   답답한 느낌이 든다. ☐
4. 심장 부위에 심한 통증이 느껴진다. ☐

간의 기능 저하로 인한 증상

1. 긴장감과 초조감이 자주 느껴진다. ☐
2. 손발이 차가워지며 뒷목과 뒤통수에 열감이 느껴진다. ☐
3. 눈이 침침해지며 식은땀이 난다. ☐
4. 비행기, 지하철, 터널, 좁은 장소 등 특정 장소나 상황을
   회피하고 싶어 한다. ☐

비장의 기능 저하로 인한 증상

1. 소화가 잘 안 되며 배가 단단하고 속이 불편하다. ☐
2. 온갖 상상과 죽음의 공포가 엄습하고 부정적인 생각이
   꼬리에 꼬리를 문다. ☐
3. 자기통제가 어렵고 답답증이 일어난다. ☐
4. 먼 곳으로 떠나서 새롭게 삶을 시작하고 싶다는 생각을 많이 한다. ☐

신장의 기능 저하로 인한 증상

1. 혼자 있기를 두려워하며 외출할 때 반드시 누군가와 함께해야
   마음이 편해진다. ☐
2. 과거의 좌절과 실패, 심리적인 상처 등 부정적인 기억이 자꾸만
   떠오른다. ☐
3. 의욕이 없고 예민해져서 작은 소리에도 놀란다. ☐
4. 부정적이고 비판적인 의식이 강해지며 불길한 예감을 잘 느낀다. ☐

체증으로 인한 공황장애 진단 결과

이상의 증세를 체크해서 총 4개 이하가 나타나면 초기 증세이며, 6개 이상이 나타나면 진행 증세, 12개 이상이 나타나면 중증으로 심각한 사고와 행동장애가 나타날 수 있다.

공황장애는 특별한 증상이 없다가도 어느 날 갑자기 공황발작이 일어나기 때문에 위험하다.

체증과 상기증의 자연치유

체증으로 인한 상기증과 공황장애는 화수미제(火水未濟)를 수승화강(水昇火降)으로 개선해야 자연치유가 된다. 본래 머리는 차고 가슴과 내장은 따뜻한 것이 정상이다. 내장이 따뜻해야 소화와 흡수, 배설이 잘되고 무병장수한다. 그런데 체증이 걸리면, 반대의 상태로 변한다. 머리와 가슴은 과열

되고 명치 아래부터는 저체온으로 인해 기능이 급격히 저하된다. 바로 화수미제의 상황이다. 이러한 조건에서, 내장의 저체온증은 열을 올린다고 해결되는 것이 아니다. 내장이 차다고 해서 열량이 지나치게 높은 음식을 먹게 되면 상기증이 심해진다. 그 열이 고스란히 위로 상승하기 때문이다. 반대로 찬 음식을 먹게 되면 내장이 더욱 차가워지기 때문에 명치 위의 열이 더욱 가중된다.

화수미제의 상황이 되면 지나치게 뜨겁지도 않고 차지도 않은 따뜻한 음식을 먹어야 한다. 중화가 된 음식 섭취해야 내장이 안정되기 때문이다. 그런데 만성체증에 걸리거나 상기증 혹은 공황장애를 겪으면 찬 성질의 맵고 짠 자극성 음식을 찾는다. 그렇게 되면 악순환이 그치지 않는다. 상기증을 치유하고 내장의 저체온증을 해결하려면 자극적이지 않고 따뜻한 음식을 섭취하는 것이 좋다. 명치를 기준으로 위와 아래가 중화되어야 분문의 기능이 정상으로 돌아오기 때문이다.

이처럼 체증을 가라앉혀야 내장은 따뜻하고 머리는 시원한 수승화강의 상태가 된다. 따라서 체증으로 인한 상기증과 공황장애를 치료하려면 만성체증을 다스리고 상기증을 내린 후에 공황장애를 자연치유하는 것이 효과적이다.

체질을 알면
체중이 사라진다

CHAPTER 4

체질을 알면 체중이 사라진다

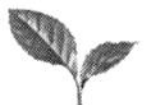

9m의 소화관을 따뜻하게 하는 내장온열법

급체 혹은 만성체증을 비롯한 소화기의 시스템 장애는 내장의 냉증과 관계가 깊다. 물론 타고난 체질이 쉽게 바뀌지는 않는다. 다만 현대인들은 식습관이나 스트레스 등 환경적인 요인 때문에 내장이 차게 변할 수는 있다. 이렇게 내장이 차가워지면 여러 가지 기능장애가 생긴다.

내장의 시스템은 복잡하고 정교하다. 하나씩 자세히 살펴보고 내장에서 일어나는 장애에 대해서 알아보자.

우리가 대개 '몸통'이라고 부르는 부분은 크게 흉강과 복강으로 나뉜다. 몸통의 상부인 흉강에는 폐와 심장이 있다. 몸통의 하부인 복강에는 간을 비롯한 비장, 위장, 소장, 췌장, 방광, 신장이 위치하고 있다. 흉강인 가슴과 복강인 배의 경계점에는 단단한 근육으로 만들어진 횡격막이 있다. 그런데 흉강과 복강으로 나눠진 그 경계선을 식도가 이어준다. 식도는 대부분 흉강에 있지만 일부분은 횡격막에 있는 구멍을 통해서 복강까지 내려가 있다.

인체의 에너지원은 빛과 열, 파동이기 때문에 온도가 낮아지면 어느 기관이든 제 기능을 할 수 없다. 이런 관점에서 볼 때 식도를 중심으로 내장의 온도와 기능도 서로 밀접한 관계가 있다. 25cm인 식도가 9m인 소화관에서 음식물의 출입관리를 하기 때문이다. 식도의 온도가 낮아지면 연동운동이 줄어들어 음식물이 밑으로 향하지 않게 되고 다른 장기의 기능에도 영향을 미치게 된다. 각종 장애 때문에 운동을 하지 않는 장기는 차가워질 수밖에 없고 기능은 점점 저하돼 문제가 더욱 심각해진다. 체중뿐 아니라 각종 질병에 무방비로 노출되는 것이다.

그렇다면 만성체증의 주원인인 내장의 냉증이란 어떤 증세일까? 지금부터 좀 더 자세히 살펴보자.

냉증이란 흉강은 뜨겁고 복강은 온도가 낮아질 때 생기는 증세이다. 우리 몸의 생체 시스템은 피드백작용을 하기 때문에 배가 차가워지면 반대로 가슴은 더 뜨거워진다. 이를 중화시키려면 배를 따뜻하게 해야 한다. 심장이 위치한 가슴이 차갑게 되는 것은 곧 죽음을 뜻하므로 가슴을 따뜻하게 하려면 배를 따뜻하게 만들어야 한다.

식도는 가슴을 통과해서 배와 연결되어 있기 때문에 배가 차가워지면 식도 또한 차가워진다. 식도가 제 기능을 하기 어려운 상태가 되는 것이다. 쉽게 설명하자면 오징어를 반은 불에 굽고 반은 얼음 위에 놓아두면 찬 부위는 수축되고 뜨거운 부위는 이완된다. 식도도 오징어처럼 말랑말랑한 근육으로 이루어져 있기 때문에 이완과 수축이 반대로 되면 연동운동이 제대로 이루어지지 않는다.

중국의 명의 장중경의 저서 《상한잡병론(傷寒雜病論)》에 나오는 말이 이를 뒷받침한다.

"속이 메스껍고 흰 거품을 토하고 머리가 아픈 이유는 간이 차고 위가 찬 '간위양한(肝胃兩寒)'이다. 양기가 부족하면 한기가 들고 그러면 신진대사의 균형을 잃어 흰 거품을 토하게 된다. 또 음한의 나쁜 기운이 간을 따라 머리 꼭대기까지 이르러 두통이 생긴다."

서양 의학에서는 이러한 증세를 위염이라고 진단하지만, 실제로는 많이 다르다. 원인과 결과보다는 현상에만 집중해 병세가 드러나는 부분만 진단을 하는 것이다.

앞서 말한 것처럼 체질적으로 가장 이상적인 상태는 흉온복열(胸溫腹熱)이다. 가슴은 뜨겁지도 차지도 않게 유지하고 배는 뜨거운 것이 좋다는 말이다. 두한족열과 같은 원리이다. 우리 몸의 이상적인 밸런스를 유지시켜 건강한 몸이 되도록 하는 것이다.

　그런데 현대인의 생활에는 몸을 차갑게 하는 요인이 지나치게 많다. 바쁘게 돌아가는 생활 패턴 탓에 끼니를 놓치기 일쑤고, 그나마 챙겨 먹는다고 해도 조미료가 잔뜩 들어간 불량식품을 먹는 경우가 많다. 하루 종일 앉아서 각종 스트레스에 시달리고, 밖에 나와서는 술과 담배로 마음을 달랜다. 날씬하다 못해 마른 몸매에 대한 집착 탓에 무리한 다이어트를 하고, 예쁘다는 미명 아래 겨울에도 맨살을 드러낸다. 여성이 체중에 취약한 이유도 이 때문이다. 특히 요즘 유행하는 '하의실종 패션'은 '냉증유발 패션'이라 불러도 될 만큼 위험하다. 모르는 사이에 스스로 체중을 키우고 있는 것이다.

현대인의 몸을 차갑게 하는 12가지

1. 극심한 스트레스

2. 과로나 만성 피로

3. 불면증, 수면 부족

4. 정신적 충격

5. 심리적 위축이나 부정적인 생각

6. 폭식, 과음

7. 찬 성질의 음식

8. 과도한 피부 노출

9. 자극적인 영상 매체

10. 국가안보와 경제에 대한 불안

11. 잘못된 자세

12. 각종 성인병

이렇게 몸이 차가워지는 요인이 많으면 체증은 우리 몸을 괴롭힐 수밖에 없다. 따라서 이를 예방하려면 내장온열법이 필수다. 내장의 흉강이 온화해지며 복강이 뜨거워지면 체기가 내리고 소화기의 시스템이 정상적으로 가동되기 때문이다.

9m의 소화관을 따뜻하게 하는 13가지 내장온열법

1. 긍정적인 생각

2. 심리적인 안정

3. 칭찬과 격려

4. 감사와 봉사하는 삶의 자세

5. 따뜻한 성질의 음식

6. 발효음식

7. 밑반찬 대신 즉석에서 만든 음식

8. 소식과 절식

9. 숙면

10. 계절에 맞는 옷차림

11. 바른 자세

12. 규칙적이고 적당한 운동

13. 반신욕

위에서 다룬 내장온열법은 대표적인 것들을 나열한 것이다. 세부적인 내용은 앞으로 자세히 다루도록 하겠다.

이러한 내장온열법은 체질에 따른 건강법이다. 선천적으로 내장이 찬 소음인이나 태음인에게는 내장온열법이 매우 효과적이다. 내장온열법은 내장을 따뜻하게 함으로써 식도가 제 기능을 하도록 하고 연결되어 있는 각 장기까지 정상적인 활동을 하도록 한다. 언뜻 당연하고 단순해 보이기까지 하지만 실천하기도 쉬운 방법이다. 앞으로 다룰 내장온열법을 실천해 건강이 주는 행복감을 맛보도록 하자.

체온을 높여서 체증을 해결한다

체온은 정상적인 생체 리듬의 가장 중요한 요소다. 인간은 성장기 때는 혈기가 왕성하여 체온이 높고 세포분열이 활발하다. 그러나 장년기가 되면 혈기가 떨어지고 체온이 낮아지기 때문에 세포분열이 저하된다. 노화는 체온과 관련된 세포분열의 상태와 직결된다. 또한 각종 병적 증세도 체온과 직접적인 관계가 있다.

체온의 변화 때문에 나타나는 가장 흔한 증세인 감기만 보아도 그러하다. 기본적으로 체온이 낮은 체질은 감기에 잘 걸린다. 반면에 체온이 높은 체질은 감기에 잘 걸리지 않는다.

체질적으로 비교해보면 약골과 강골의 차이는 체온에서 비롯된다. 약골은 대개 몸이 차고 면역력이 약해서 자주 병에 걸린다. 반면에 강골은 몸이 뜨겁고 면역력이 높아서 생체 에너지가 높다.

서양 의학적으로 인체의 평균 체온은 36.5도로 알려져 있다. 하지만 체질적으로는 편차가 많다. 신체 부위별 온도가 다르고 특히 소화기의 온도 차이가 현저하게 나타난다. 체온은 그만큼 체질에 큰 영향을 미친다. 지금부터 체온에 대해 좀 더 알아보자.

체온을 높이면 나타나는 효과

1. 체온이 1도 올라가 면역력은 5배 이상 강해진다

면역기능을 높이는 인터로이킨-2나 인터페론 등은 체온이 높아져야 비로소 생성이 된다. 그래서 체온이 1도 떨어지면 면역력은 30%나 떨어지고 체온이 1도 상승하면 면역력은 5배 이상 강해진다.

2. 독소의 배출을 촉진한다

체온이 상승하면 일정 수준 혈압이 상승해 혈액순환이 좋아져서 혈액의 독소배출을 촉진한다. 독소는 노폐물과 오염물질로 신장과 간장, 폐에서 배출한다. 반면에 체온이 내려가면 체내에 독소가 축적되어 몸을 약화시킨다.

3. 산성 혈액을 알칼리성으로 만든다

혈액에는 탄산가스가 많이 포함되어 있어서 혈액순환이 잘 안 되면 우리 몸은 산성화된다. 그러면 몸의 균형이 깨져 각종 질병에 걸리기 쉬운 상태가 된다. 그래서 우리 몸의 혈액, 림프액 같은 체액은 이를 막기 위해 약 알칼리성을 띠어야 하는데, 약 알칼리성이 되려면 혈액 내 산소 농도가 높아져야 하기 때문에 혈액순환이 잘되어야 한다. 피가 맑아져야 한다는 이야기다. 체온이 올라가면 혈액순환이 원활하게 이루어지기 때문에 산성 혈액이 약 알칼리성 혈액으로 바뀌게 된다.

4. 세균의 번식을 억제하고 소독을 한다

체온이 높아지면 세균이 번식하기 어려워진다. 물을 끓이면 소독되는 것처럼 체온이 상승하면 세균의 번식을 억제하는 효과가 있다.

5. 소화기의 체온이 높으면 체중은 자연히 해소된다

생명 활동에 반드시 필요한 효소가 작용하기 위한 체내의 최적의 온도는 37.2도이다. 체증은 소화기가 차서 생기는 증세이다. 소화기의 체온을 높여 주면 체증은 자연히 해소된다. 소화기를 따뜻하게 하는 음식을 섭취하면 체증이 내려가는 것도 같은 이유다.

6. 체온이 상승하면 다이어트 효과가 있다

체온을 높이면 체증과 비만이 자연스럽게 해소된다. 내장의 온도가 1도 상승하면 기초 대사율이 약 15% 상승한다. 여성의 하루 칼로리 권장량이 2000Kcal라고 할 때 내장의 온도를 2도 높이면 하루에 600Kcal을 더 소모한다. 체온이 높아지면 그만큼 다이어트 효과가 있는 것이다.

위에서 살펴본 것과 같이 체온이 높아지면 면역력은 높아지고 체증은 해소된다. 반면에 몸이 차가우면 여러 가지 부작용이 일어난다. 신진대사가 원활히 이루어지지 않으며 지방이 쉽게 쌓인다. 또한 소화시키지 못한 음식물이 소화관의 벽에 쌓여 적과 취가 되며 살이 잘 빠지지 않는다. 게다가 몸이 차가우면 활발하게 움직이지 못하게 돼 운동 부족으로 몸을 더욱 차갑게 만드는 악순환이 된다. 특히 몸이 차가워질 때 생기는 가장 심각한 증세가 어혈이 많아지는 것이다. 체증이 심한 사람은 모두 몸이 차갑고 동시에 피가 탁하다. 따라서 체온을 상승시켜 체중도 해소하고 다이어트도 하며 면역력도 높이는 일석삼조의 혜택을 누리는 것이 바람직하다.

체온을 상승시키는 음식과 하강시키는 음식

음식	초콜릿, 무즙, 코코아, 초생강, 식혜, 단팥죽, 어묵, 돈가스, 샤브샤브, 찌개류, 전골류, 스튜, 두유, 말린 과일, 낫토
식재료	쌀, 양고기, 쇠고기, 토종 닭, 당근, 삶은 무, 마늘, 부추, 양파, 생강, 고추냉이, 파, 살구, 칡, 키위, 딸기, 생선, 아몬드, 호두
조미료	발사믹식초, 올리브유, 벌꿀, 천연염, 후춧가루, 버터
약제	인삼, 대추, 생강, 계피, 녹용

〈체온을 상승시키는 음식〉

음식	요구르트, 파스타, 베이글, 샌드위치, 와플, 빙수, 국수, 사과식초, 보리차, 채소즙, 셔벗, 커피, 아이스크림
식재료	바나나, 망고, 오렌지, 돼지고기, 수박, 토마토, 오이, 파파야, 파인애플, 해초, 감귤, 잎채소, 더덕
조미료	정제염, 백설탕, 밀가루, 고춧가루, 기름을 뺀 드레싱
약제	소염진통제, 스테로이드제, 수면제, 항불안제, 혈압강하제

〈체온을 하강시키는 음식〉

우리의 일상적인 식습관에도 체온을 떨어뜨리는 요소가 많다.

커피를 즐겨 마시거나 빙과류를 즐기고, 오렌지나 망고 등의 열대과일을 많이 섭취하는 것도 몸을 차게 한다. 밥보다 빵이나 면 종류를 좋아하고 생야채만 섭취하는 식습관도 마찬가지이다. 자신도 모르게 체온을 차게 하여 체증에 걸리고 여러 가지 증세에 시달린다.

기본적으로 인체의 최적온도는 36.5도이고 36도 이하는 저체온이다. 37도 이상은 발열 상태이다. 또 36도 이하가 되면 자율신경의 균형이 무너지고 효소의 작용이나 면역력이 약화된다. 따라서 체온을 높이는 식생활습관을 들이고 체온은 36.5도 전후를 유지하는 것이 바람직하다.

물론 체온을 떨어뜨리는 음식이 모두 나쁜 것은 아니다. 체질과 영양소에 따라 우리 몸에 좋은 음식들도 많다. 다만 체증에 자주 걸리는 사람들은 되도록 체온을 높이는 음식을 섭취하는 것이 좋다는 이야기다.

자연치유법으로 뇌출혈과 위암을 예방한다

전 세계에서 우리나라 사람들이 발병률 1위인 뇌출혈과 2위인 위암은 서로 관련이 있다. 언뜻 보면 연결이 잘 안 되지만 분명히 연결고리가 있다. 우리나라 사람들이 많이 걸리는 뇌출혈과 위암에 대해 살펴보자.

　뇌출혈은 가슴의 열 때문에 뇌압이 높아지면서 뇌혈관이 견디지 못해 터지는 병이다. 외부 환경 혹은 내면의 충격 때문에 갑작스레 찾아온다. 건강한 사람은 가슴이 뜨거워져도 심장과 폐가 조절 기능을 한다. 그러나 심장과 폐가 약해져 피가 탁하거나 세포와 근육이 굳어 있으면 뇌출혈의 위험성이 높아진다. 특히 뇌혈관이 약하면 열 때문에 뇌압을 조절하지 못하게 되는데, 이 상황이 지속되면 뇌혈관이 더 이상 견디지 못해 터지게 된다.

　반대로 위암은 만성위염이나 위궤양 혹은 소화불량 때문에 소화관이 찬 사람에게 잘 걸린다. 세포가 차가워지면 세포분열이 불완전해지고 암 발생률이 높아진다. 이처럼 암은 냉증의 대표적인 병이다. 몸이 따듯하고 세포가 정상적인 분열을 하면 암에 걸릴 위험이 없기 때문이다. 이런 맥락에서 보면, 뇌출혈은 가슴의 열로 인한 두뇌의 열증 때문에, 위암은 복부의 냉증 때문에 생긴다.

　이 원리로 보면 우리나라 국민들이 뇌출혈 세계 1위, 위암 세계 2위라는 것이 이해가 된다. 그럴 수밖에 없다. '빨리빨리'라는 다혈질적인 민족정서로 볼 때, 당연히 그런 증세가 나타날 수 있다. 다혈질이라는 말은 그만큼 감정에 충실하다는 말이고, 이는 뜨거운 가슴과 관련이 깊다. 사랑을 할 때도, 화를 낼 때도 심박수가 높아지는 것이 이를 뒷받침한다. 이처럼 가슴이 뜨거워진다는 것은 혈류가 가슴으로 이동한다는 뜻이다. 그러면 상대적으로 배는 차갑게 변한다. 일단 가슴이 뜨거워지면 열의 속성이 위로 상승하는 것이기 때문에 머리는 저절로 뜨거워진다.

이처럼 전혀 다른 병이 원리적으로 통하는 이유는 열과 냉의 균형 때문이다. 교감신경과 부교감신경이 서로 피드백 작용을 하듯이, 가슴의 뜨거움과 배의 차가움도 서로 피드백 작용을 한다. 피드백 작용은 어떤 원인에 의해 나타난 결과가 다시 원인에 작용해 그 결과를 줄이거나 늘리는 '자동조절 원리'를 뜻한다. 인체는 이러한 피드백 과정을 통해 균형이 이루어진다.

체질적으로 건강한 사람은 가슴이 뜨거워도 배를 따뜻하게 유지할 수 있다. 기혈순환이 잘되면 인체의 길항작용이 제대로 작동하기 때문이다. 길항작용이란 어떤 현상에 관하여 상반되는 2가지 요인이 동시에 작용했을 때, 서로 그 효과를 상쇄시키는 작용을 뜻한다. 길항작용은 가슴의 뜨거움과 배의 차가움을 빨리 상쇄시켜 정상적인 상태로 복원될 수 있게 한다. 인체는 피드백 작용과 길항작용이 동시에 일어나지만 체질적으로 균형이 약한 사람은 이러한 작용에 문제가 생긴다.

이렇게 몸의 균형이 약해지면 체증이 유발되고 뇌출혈과 위암을 유발하는 충분조건이 성립된다. 체증은 모든 병의 원인이 될 수 있지만 특히 난치나 불치병을 초래하기 쉽다. 실제 체증에 걸린 사람 중 상당수는 난치와 불치병으로 고통받고 있다. 체증에 걸리면 가슴과 머리는 뜨겁고 배와 하체는 차갑게 되고 피가 탁해지며 기혈순환이 잘되지 않기 때문이다.

체내의 열과 냉이 대치한 결과, 차가운 기운에서 형성된 혈전이 뜨거운 기운에서 뭉쳐서 혈액의 오염이 가속화된다. 체증이 심하면 온몸의 뼈와 근육에 통증이 생기고 무기력하게 되는데, 주원인은 혈액의 오염이다. 실제 심한 만성체증의 경우, 어깨와 등, 허리에 이르기까지 혈전이 많이 나타난다. 그래서 만성체증으로 온몸에 통증이 느껴질 정도가 되면 피를 맑게 하는 청혈요법이 반드시 필요하다. 피를 맑게 하는 음식을 섭취하고 운동과 사혈요법을 병행하면 효과적이다.

그런데 현대인들은 자신이 체증이 있는 줄도 모르고 사는 경우가 많다.

심지어 가족이 체증으로 고생하는 것을 지켜보았고 그 분야의 연구를 하는 필자 역시 무자각체증을 이해하는 데 오랜 세월이 걸렸다. 증세가 느껴지지 않아서 단지 체질적 증세가 아닐까 의심하는 정도가 고작이었다. 그러나 체증은 열기와 냉기의 극단으로 피가 탁해지며 뇌출혈이나 위암의 주요한 원인이 된다는 것을 깨달은 순간부터 의식전환이 일어났다.

체증은 결코 단순한 증세가 아니다. 체증으로 피가 탁해지면 심장병, 동맥경화, 당뇨병, 갑상선, 각종 암, 신부전증, 간염, 췌장염 등 헤아릴 수 없이 많은 질병들이 따라온다. 보아뱀처럼 기다란 9m의 소화관이 문제가 생기면 다른 조직이나 시스템에 미치는 파급효과가 엄청난 것은 말할 것도 없다.

필자는 체증에 걸린 소화관을 떠올릴 때마다 프랑스 작가 생텍쥐페리의 《어린왕자》에 나오는 보아뱀을 떠올린다. 소화관은 코끼리를 삼켜 배가 불룩한 보아뱀과 무척 닮았다. 소화관이 구렁이처럼 구불구불하게 생긴 것도 닮았고 기다란 몸통도 닮았다. 또 변온동물인 보아뱀처럼 소화관도 온도에 민감하다. 마지막으로 살아 있는 생명체만 삼켜야 건강을 유지할 수 있다. 구렁이는 찬 음식은 먹지 않는다.

그런데 현대인의 식생활을 보면 어떠한가? 체기를 일으킬 죽은 음식들, 인스턴트식품이나 가공식, 찬 음식, 맵고 짠 자극적인 음식을 즐긴다. 각종 언론보도에도 나타났듯 자극적인 메뉴가 각종 암을 유발하기 쉽다는 것은 사실이다. 심지어 그런 음식은 정상적인 사람의 체질을 체중에 걸리기 쉬운 체질로 만들어버린다.

따라서 뇌출혈과 위암을 예방하려면, 체중이 유발되지 않는 몸과 마음을 만드는 것이 우선이다. 그래서 자연치유법을 병행해야 한다.

비만 체질 다이어트법 vs 마른 체질 교정법

주변을 보면 먹지 않아도 살이 찌는 비만 체질이 있는가 하면 먹고 또 먹어도 살이 찌지 않는 마른 체질이 있다. 상식적으로는 도저히 이해가 되지 않는 현상이다. 그렇기 때문에, 안 먹는데 어떻게 찔 수 있는지 또는 마구 먹는데 어째서 찌지 않는지 이해하지 못하는 사람도 많다.

"집에서도 절대 먹지 않아요. 그런데 친구들은 집에서 몰래 먹고 밖에서는 안 먹는 척 내숭을 떤다고 놀려요. 사실은 그게 아닌데….”

비만 체질은 음식을 거의 먹지 않는데도 살이 빠지지 않으니, 그런 오해(?)를 받을 만하다. 문제는 이 오해를 정확히 풀어줄 원리나 이론이 미약하다는 점이다.

대개 그런 사람들을 보고 '타고난 체질'이라고 생각한다. 하지만 사실은 그렇지 않다. 후천적으로 비만 체질이 되는 경우도 많기 때문이다. 많은 사람들이 체질을 고정된 것으로 보지만, 그렇지 않다. 체질은 타고난 조건뿐 아니라 환경에 따라 변화하기도 한다.

비만 체질과 마른 체질도 마찬가지다. 주변을 둘러보면 중학교 때까지 마른 체질이었다가 고등학교부터 비만 체질로 바뀌는 경우가 있다. 왜 그럴까?

원래 마른 체질은 머리부터 발끝까지 차가운 기운이 많아서 형성된다. 그런데 성장기를 거치면서 스트레스, 과식, 폭식 등으로 몸속의 열이 많아져 차츰 비만 체질로 변하게 된다. 이처럼 고칼로리의 당분과 지방, 단백질을 섭취하여 가슴과 머리에 열이 많아진다. 그러면 상대적으로 배와 다리는 차갑게 되어 체중이 유발되며 빠르게 비만 체질로 바뀐다.

특히 체열이 높아지는 청소년기에 고열량식단은 급격한 체질변화를 일으킨다. 그리고 한 번 변한 체질은 원상 회복이 어렵다. 마른 체질에서 비만 체질로 몸의 생체 리듬이 다시 세팅되기 때문이다. 체질은 PC처럼 입력 신호에 따라 기존의 세팅이 변하기도 한다. 따라서 어떤 음식을 입력하느냐에 따라 기존의 비만 체질이 마른 체질이 될 수도 있고 비만 체질이 마른 체질이 될 수도 있다. 어릴 때부터 줄곧 비만 체질인 사람이라고 해도 마찬가지이다. 체질 변화를 통해 체형은 얼마든지 바뀔 수 있다.

비만 체질

어느 날 갑자기 비만 체질로 변하지는 않는다. 잘못된 식단을 지속적으로 섭취하고 심한 스트레스를 받을 경우 시나브로 비만 체질이 되는 것이다. 그러다 비만 체질임을 자각해 다이어트를 해보지만, 살을 빼기란 생각처럼 쉽지 않다. 이런 사람들을 살펴보면 몇 가지 공통적인 특징이 있다. 바로 체중이다.

자각이든 무자각이든, 체중은 흔히 부종을 동반한다. 그래서 음식량을 줄이더라도 쉽게 살이 빠지지 않는다. 다이어트를 하기 전에 다이어트가 효과를 볼 수 있는 체질로 변화시키는 것이 중요하다. 아래의 몇 가지 원칙을 지켜보자. 비만 체질을 정상 체질로 변화시키는 데 도움이 될 것이다.

비만 체질 다이어트법

1. 체중을 내린다.
2. 머리는 시원하게 배와 다리는 따뜻하게 유지한다.

3. 소화기관의 시스템을 점검하여 정상화한다.

4. 몸을 따뜻하게 하면 부종과 체지방은 자연히 사라진다.

5. 균형을 맞춘 영양공급으로 노폐물을 배출한다.

6. 몸을 따뜻하게 하는 식단으로 개선한다.

비만 체질의 근본적인 원인은 체질적 불균형에 있다. 소식을 하는데도 비만 체질이라면 소화기관의 시스템에 문제가 있어서다.

실제 거의 먹지 않고 운동만 하는데도 비만 체질인 사람을 위의 방법으로 간단하게 날씬 체질로 만들어준 적이 있다. 그녀는 운동을 하지 않고도 2달 만에 10kg 이상을 감량했다. 10년 세월을 비만 체질로 살았던 그녀가 날씬하고 건강한 체질로 바뀔 수 있었던 이유는 지긋지긋한 체중에서 탈출했기 때문이다.

비만 체질이라면 우선은 체중을 의심해야 한다. 또한 자기 몸의 생체 리듬이 정상이 아니라는 인식을 해야 한다.

마른 체질

음식을 많이 먹든 많이 먹지 못하든 간에 체중이 늘지 않거나 줄어든다면 마른 체질이다. 마른 체질은 공통적인 특징이 있다. 몸 전체가 차가운 편이거나 자각 혹은 무자각의 체중이 있고 피부가 건조하다는 점이다.

마른 체질은 비만 체질과 여러모로 유사하다. 소화기 시스템에 장애가 있고, 체증에 시달린다. 따라서 마찬가지로 무조건 많이 섭취하는 것보다는 정상 체질로 돌아갈 수 있도록 유도해야 한다. 정상적이고 건강한 체질은 마른 체형이 되지 않는다. 마른 체질 자체가 밝혀지지 않은 특정 증세에 시달리는 것이다. 따라서 몸의 이상 증세를 제거하면 자연적으로 정상 체질로 회복될 수 있다. 방법은 비만 체질을 교정하는 법과 같다.

마른 체질 교정법

1. 체증을 내린다.
2. 가슴은 온화하게 배는 따뜻하게 변화시킨다.
3. 소화기관의 시스템을 점검하여 정상화한다.
4. 몸을 따뜻하게 하여 에너지의 흡수력을 높인다.
5. 균형을 맞춘 영양공급으로 노폐물 배출을 촉진한다.
6. 몸을 따뜻하게 하는 식단으로 개선한다.

마른 체질인 사람들 중에도 의외로 체증을 앓는 경우가 많다.

신경이 예민하고 소화기능이 약한 마른 체형은 체증에 걸렸을 확률이 높다. 마른 체질이라는 것 자체가 전체적으로 몸이 차가운 체증 체질에 속하기 때문이다. 몸이 전체적으로 차거나 배와 다리가 찬 체질은 체증에 걸리기 쉽다.

특히 다양한 메뉴를 많이 섭취하는 식성을 지녔다면 체증을 앓고 있는 경우가 많다. 따라서 비만 체질 다이어트나 마른 체질의 교정은 우선 체증을 점검하고 소화기관의 시스템 장애를 제거하는 것부터 시행하는 것이 바람직하다.

그렇게 하면 대부분은 체질이 개선되며 날씬 체질로 체형을 교정할 수 있다.

체내림의 허와 실

체내림에 대해서 알게 된 것은 지금으로부터 30여 년 전이다.

당시 지금은 고인이 되신 부친께서 심한 체증으로 흑달과 황달에 이어 간경변으로 발전해 매우 위독한 상태셨다. 대학병원을 비롯한 큰 병원 3군데서 한 달을 넘기지 못할 것이라며 거의 사망 확정 선고를 내렸다. 60대의 간경화 말기는 거의 회복이 불가능하다는 소견이었다. 지푸라기라도 잡는 심정으로 체내림을 했다. 처음에는 엄지손톱만큼 작은 두 개의 고깃덩어리가 나왔다. 그런데도 증세는 악화일로였다. 하는 수 없이 고향으로 모셨다. 동네 사람들을 불러 죽기 전의 임종식을 했다. 지금도 마당에 가득 들어선 사람들이 마지막 가는 사람을 배웅하는 임종식을 하는 모습이 선하다. 그리고 한 달 후 현대 의학으로 해명할 수 없는 기적이 일어났다. 완치가 된 것이었다. 나는 그 당시 모든 상황을 가까이서 지켜봤다. 그렇지만 어떻게 그런 기적이 일어난 것인지는 몰랐다. 오랜 세월이 지난 지금에 와서 돌이켜보면, 모두 체내림의 덕택이라고 단정할 수는 없지만 일정부분 효과가 있었던 것은 분명하다.

그리고 체내림을 다시 접하게 된 것은 지금으로부터 10여 년 전이다. 우연히 체증에 관한 전문가를 만나면서부터였다. 체내림에 대해 연구해보라고 상세히 안내한 사람은 L여사였다. 그녀는 그 분야에 깊은 관심을 가지고 있었다.

직접 안내 책자도 작성하고, 건강에 문제가 있는 사람에게는 체내림하는 분을 직접 소개도 했다. 그녀는 거의 모든 사람들에게 체증이 있다고 주장했다. 자각 혹은 무자각체증이 만병의 근원이라는 것이었다.

나는 그녀의 설득에 따라 체내림을 하는 곳을 가보았다. 3명이 한꺼번에 가서 체내림을 했다.

체내림은 이미 알려진 것과 같았다. 무릎을 꿇고 앉은 상태에서 손가락을 목에 넣어 압력으로 체물을 내는 것이다. 함께 갔던 두 사람은 모두 체물이 나왔다. 한 사람은 자신이 먹은 기억이 없는 낙지가 나왔고 또 한 사람은 고깃덩어리가 나왔다. 나는 아무 것도 나오지 않았다. 체증이 없었기 때문이다. 그 후 체내림 전문가의 도움을 받아 직접 체내림을 해보았다. 그녀는

10년 이상 체내림을 해보았기 때문에 기본적인 방법을 알고 있다고 했다. 그러나 여러 가지 방법으로 스스로 목구멍에 손을 넣어 체내림을 해도 체물은 나오지 않았다. 결국은 체내림이 되지 않았다. 한때 전국에서 수백 명이 성업을 할 정도였다면 그리 복잡한 기술은 아닐 텐데, 나는 어째서 제대로 체내림이 되지 않았던 것일까?

그 의문에 답하기 전에 먼저 체내림에 대해서 알아보자. 체내림은 주변에서 흔히 접할 수 있었던 민간요법으로 3가지 방법이 있다.

첫 번째는 체한 음식물을 식도에 손가락을 넣어서 압력으로 직접 꺼내는 방법이다. 이 방법은 흔히 전라도식으로 불린다. 정확히는 체내림이 아니라 체물을 꺼내는 것이니 '체꺼냄' 정도로 부르는 것이 맞다. 두 번째는 훑어 내리는 방법으로 경상도식이다. 등에서 허리까지 훑고 또 다시 가슴과 배까지 마사지하듯 훑는 방식이다. 세 번째는 복부 마사지와 척추 부위의 지압을 통해 체증을 가라앉히는 방법이다. 지압과 마사지를 결합한 것으로 최근에 많이 알려져 있다.

이 세 가지 방법 중에서 체내림을 전문적으로 하는 곳은 첫 번째 방법을 주로 사용한다. 검지와 중지를 목 안에 넣고 구부려 순식간에 입 밖으로 체한 음식물을 꺼내는 방법이다. 체내림을 하는 사람은 체증에 걸린 사람에게 최근에 무슨 음식을 먹고 체했는지 묻는다. 그리고 환자 외에는 들어오지 못하게 하거나 돌려 앉힌 상태에서 체물을 꺼낸다.

필자는 옆에서 직접 보면서도 진짜 체물을 꺼내는 것인지에 대해서는 확신이 가지 않았다.

이런 식의 체내림이 사기로 판명난 적이 많다. 대표적으로 오래전 서울 을지로 모 여관에서 있었던 사건이다. 당시 장안에서 소문난 체내림 시술자가 경찰에 사기 혐의로 적발되었다. 경찰조사 결과 그는 집 안에 100여 종에 달하는 온갖 음식물을 미리 준비해놓았다고 한다. 그리고 환자가 무엇을 먹고 체했는지를 안 다음에 환자의 입에서 꺼낸 것인 양, 그 음식을 꺼내는 속임수를 썼다. 나중에 밝혀진 사실이다. 그런데도 여전히 어떤 분들은 그래도 진짜가 있다고 믿는다. 체물을 끄집어내는 체내림에 대한 결론은 분명히 허와 실이 있다. 체내림을 허의 관점으로 보면 전국적으로 가짜가 많고 시술 또한 불법이어서 문제가 많다. 또 이 방법이 효과가 있더라도 반복적으로 체내림을 해야 하기 때문에 한계가 있다. 물론 환자가 식도게실일 경우에는 일부분 효과가 있는 경우도 있다. 식도게실 안에 쌓여 있던 음식물이 체내림을 통해 밖으로 튀어나오기도 하기 때문이다. 그러나 이는 근본적인 해법이 되지 못한다. 예를 들어 식도게실이 크게 형성되었다는 어떤 아주머니는 일 년에 체내림을 백 회 이상 했다고 한다. 한 번에 3만 원인 비용도 아까웠고, 먼 거리를 가서 체내림을 하더라도 효과가 지속적이지 못했다고 한다. 오히려 반복해서 구토를 하다 보니 위산이 함께 나와서 식도에 염증이 심해졌다고 한다.

이처럼 체내림은 순간적으로 증상이 완화되는 느낌이 들어서 진짜 효과가 있는 것처럼 느낄 수도 있지만 과학적으로 검증된 것은 없다. 따라서 현재 전국에서 시술되고 있는 체내림의 문제점을 반드시 짚어봐야 한다.

첫 번째, 납득할 만한 해부학적인 원리가 없다. 무조건 체물을 끄집어낸다는 주장 말고는 다른 이론이 없다. 두 번째, 체증의 원인이나 조건에 대한 이해 없이 체물을 논한다. 체증에 대한 깊은 이해 없이 시술하기 때문에 근본적인 치료가 되지 않는다. 세 번째, 조금만 체기가 느껴져도 체물을 끄집어내는 행위를 반복하여야 한다는 점이다. 체증에 대한 원리를 모르기 때문에 논리 없는 주장에 끌려가면서도 자연치유를 못 하게 된다.

따라서 과학적으로 증명도 되지 않고 원리적으로 납득이 안 되는 체내림을 할 필요는 없다. 진정한 체내림은 정신적 안정과 체질개선, 식생활개선으로 자연치유를 하는 것이다. 그리고 그렇게 하는 편이 더 확실한 효과가 있고 체증이 반복되지 않으며 밝고 활기찬 심신을 회복할 수 있다.

십년 묵은 체증을 내리면 몸과 마음이 새롭게 탄생한다

"십년 묵은 체증이 내려가는 것 같다."

사람들은 오랫동안 풀리지 않던 일이 해결되면 이렇게 말한다. 고통스러

윘던 과정이 끝나고 명쾌하게 정리가 될 때, 그 기분을 이렇게 표현하는 것이다.

대개 만성체증은 5년에서 10년 이상 된 경우가 많다. 몇 번의 급체를 겪거나 소화불량을 자주 느끼면 십중팔구 만성체증에 걸리게 된다. 그야말로 '10년 묵은 체증'이 되는 것이다. 그런 상태에서 체증이 내리면 가슴이 뚫리는 느낌이 드는 것은 당연하다. 가슴이 뚫리고 시원한 느낌, 몸과 마음이 새롭게 탄생하는 듯한 느낌이 바로 체증이 내려갔을 때의 느낌이다.

체증의 자연치유로 인한 몸과 마음의 변화

체증이 내려가면 구체적으로 어떤 변화가 생길까? 단순히 '살 것 같은 느낌', '속 시원한 느낌'뿐 아니라 다음과 같은 실제적인 효과들이 나타난다.

1. 각종 소화기계 질환에서 벗어나며 활력을 회복한다

체증으로 인한 소화기능의 이상은 체증이 만성화되면 더욱 심각해진다. 처음의 체기는 소화불량이나 식욕부진으로 나타난다. 그러다 심해지면 위염이나 위궤양, 위암, 대장암 등을 유발할 수 있다. 또한 위경련, 위하수를 비롯하여 과민성대장증후군, 변비 등의 원인이 되기도 한다.

신체적인 질병에 시달리다 보면 성격도 부정적으로 변한다. 체증이 내려가면 근본적인 원인이 제거되기 때문에 기운이 살아나면서 자신감을 회복하게 된다. 성격도 밝아지고 매사에 긍정적으로 생각하게 되기 때문에 활력이 넘치게 된다.

2. 각종 심혈관계 질환에서 벗어나며 집중력을 회복한다

체중은 가슴답답증을 유발하며 만성화되면 심장에까지 영향을 미친다. 부정맥, 고혈압, 협심증, 심근경색, 두통, 편두통 등의 원인이 되기도 한다. 특히 스트레스로 인한 만성체증은 심장질환을 수반하는 경우가 많다. 몸의 이곳저곳이 아프기 때문에 집중력도 떨어지고 소극적인 성격으로 변하기 쉽다. 체증을 치료하면 이러한 근본적인 원인이 제거되기 때문에 집중력이 회복되고 적극적인 성격으로 변한다.

3. 각종 호흡기계 질환에서 벗어나며 기력을 회복한다

체증으로 인해 가슴의 열이 심해지면 기침, 알레르기성 비염, 기관지 천식, 과호흡증후군, 역류성후두염, 호흡곤란 등이 유발되기 쉽다. 특히 경부식도의 체증이 심해지면 기관지의 열이 높아져 기력이 떨어지고 성격도 폐쇄적으로 변한다. 체증이 내려가면 근본적인 원인이 제거되면서 기력을 회복해 진취적이고 패기가 넘치게 된다.

4. 각종 내분비계의 질환에서 벗어나며 자기 통제력을 회복한다

체중 때문에 에너지의 소화력과 흡수력이 떨어지면 내분비계가 약화된다. 당뇨병, 비만증, 갑상선질환 등 내분비계에 여러 이상이 생기며 감정 변화가 많아져 자기 통제력이 떨어진다. 변덕이 심하고 감정적인 성격으로 변해 별것 아닌 일에도 우울증과 좌절감을 많이 느낀다. 따라서 체중이 내려가면 내분비계가 건강해지고 자기 통제력을 회복한다.

5. 각종 근골격계 질환에서 벗어나며 지구력을 회복한다

체중이 심해지면 전신의 근육과 골격에 변화가 생긴다. 심한 경우 어깨와 척추의 뼈들이 튀어나오거나 변형을 일으키기도 한다. 또 기혈순환이 막혀 신경수축에 의한 근육통, 만성적 요통, 뒷목과 어깨의 결림 등이 나타나기도 한다. 근골격계가 무기력해지기 때문에 지구력이 없어 활동 자체를 멀리하게 된다. 체중이 내려가면 근골격계가 건강해지고 지구력을 회복한다.

6. 각종 면역계 질환에서 벗어나며 면역력을 회복한다

체중이 심해지면 저항력이 감소하고 인체의 방어기전이 약화되어 자가면역질환이 일어나기 쉽다. 간기능이 저하되어 간염, 지방간, 간경변 등이 되기 쉽고 잦은 감기와 몸살을 앓거나 염증이 잘 생기는 등 여러 가지 증세가 나타난다. 정신적으로는 불안정해지며 외부세계에 대한 두려움이 많아진다.

체중이 내려가면 안정감을 찾고 면역력을 회복한다.

7. 각종 신경계 질환에서 벗어나며 기억력을 회복한다

체중이 지속되면 정신적 변화가 가장 빠르게 일어난다. 특히 불면증이나 우울증, 약물남용, 심리적 갈등, 공황장애, 정신분열증 등이 일어나기 쉽다. 가슴과 머리의 열이 심해지면 화가 잘 나고 뇌압이 높아지면서 각종 정신신경에 이상이 일어난다. 그렇게 되면 부정적인 성향을 가지게 되며 기억력도 떨어진다. 체증을 내리면 매사에 긍정적인 성향으로 바뀌게 되고 기억력도 회복된다.

8. 각종 비뇨기 질환에서 벗어나며 정력을 회복한다

체증이 심해지면 소장과 대장의 기능이 저하되며 내장이 차가워진다. 그 결과 신장과 방광을 비롯한 비뇨생식기계가 약화된다. 수분대사에 장애가 생겨 부종이나 설사, 변비가 쉽게 나타난다. 발기부전, 조루증, 전립선염을 비롯하여 불감증, 생리불순, 불임증, 과민성방광증후군, 방광염, 신장증후군이 일어나기 쉽다. 소화기의 약화로 인한 내장 냉증은 신장과 방광, 비뇨생식기계에 악영향을 미치기 때문이다. 따라서 체증을 내리면 성기능이 강화되는 효과를 볼 수 있다.

9. 각종 피부 질환에서 벗어나며 생기 있어지고 매력을 회복한다

체중이 심해지면 소화기관과 직결된 피부의 상태가 나빠진다. 피부가 건조해지며 열꽃이 피거나 건선, 여드름, 두드러기, 습진, 가려움증, 신경성 피부염, 다한증, 원형탈모증 등이 생기기 쉽다. 체중이 심해질수록 피부가 나빠지고 상기증이나 열꽃이 심해지기도 한다. 체중을 내리면 피부가 윤택해지며 생기 있게 변한다.

십년 묵은 체중이 내려가면 그간의 원인 모를 증세나 합병증의 뿌리가 제거된다.

단순하게 체중의 문제만 해결되는 것은 아니다. 두뇌와 오장육부에 미친 악영향이 하나씩 자연치유가 된다. 그렇게 되면 세포가 재생되고 몸과 마음이 밝고 활기차며 모든 일에 자신감이 생기고 긍정적인 마인드가 된다. 실질적으로 몸과 마음이 새롭게 탄생하는 것이다.

소화기를
살리는 영양요법

CHAPTER 5

소화기를 살리는 영양요법

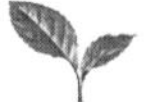

소화기를 살리는 미네랄의 작용

체중의 가장 큰 증세는 소화기능의 저하이다. 체기를 느끼기 시작하면 위장이 나빠지고 가장 먼저 체질이 차가워진다. 소화관의 기능이 저하되어 열이 떨어지기 때문이다. 그 결과 혈액순환이 안되며 내장을 냉하게 만들고 각종 영양소의 흡수가 잘 이루어지지 않는다. 그중에서 에너지흡수가 안되는 성분은 첫 번째가 미네랄이고 두 번째가 지방질, 세 번째가 단백질, 네 번째가 비타민 순이다.

영양성분 중 특히 미네랄의 흡수가 저하되면 여러가지 문제가 생긴다. 비타민과 체내 효소가 활성화되지 않아 지방질과 단백질이 흡수되지 않기 때문이다. 소화기에 이상이 있는 경우 대부분 육류를 섭취하지 못하는 것도 이 때문이다.

　미네랄은 인체의 약 4%를 차지하는데, 그 성분이 부족하면 대사작용에 이상이 생기고 에너지 생산이 저하되어 면역력이 약화된다. 또 체내에서 효소를 만들 수 없게 되어 신진대사가 떨어지고 항산화 작용을 할 수 없게 되어 자연치유력, 자정작용, 항상성 유지기능이 저하된다.

미네랄 결핍 증상

1. 초기 결핍 증상

- 피곤하고 잠이 잘 오지 않는다.

- 식욕이 없고 눈이 피로하다.

- 감기에 잘 걸린다.

- 기억력이 저하된다.

- 피부가 거칠어진다.

- 머리카락이 잘 빠지고 허옇게 변한다.

- 상처 회복이 더디다.

- 어지럽다.

2. 일반적 결핍 증상

- 변비가 생긴다.

- 손발 냉증이 생긴다.

- 비만 체질로 변한다.

- 두통이 심하다.

- 생리통이 심하다.

- 기미, 주근깨 등 피부 트러블이 생긴다.

- 조울증, 우울증이 생긴다.

이외에도 결핍이 심해지면 동맥경화, 고혈압, 고혈당, 고지혈증, 심장병, 뇌경색, 당뇨병, 신장병, 통풍, 암 등 난치병의 원인이 되기도 한다.

미네랄 결핍과 체증

미네랄은 필수 미네랄과 조금이라도 많이 섭취하면 해가 되는 유해 미네랄이 있다. 유해 미네랄은 수은, 카드뮴, 납, 비소와 같은 중금속과 알루미늄 등의 경금속이다. 필수 미네랄이 충분할 때는 불필요한 미네랄이 체내로 들어와도 결합할 상대가 없어 그대로 체외로 배출된다. 하지만 필수 미네랄이 부족한 상태에서는 유해 미네랄이 과잉으로 들어오면 배출이 안 된다. 예를 들면, 필수 미네랄인 철이 체내로 들어오면 헤모글로빈의 성분이 되는 보조

효소로 작용한다. 그런데 철이 부족해지면 화학적으로 비슷한 성질을 지닌 수은 등이 이를 대신하게 되어 각종 건강장애를 일으킨다.

그렇기 때문에 유해 미네랄을 배출하려면 필수 미네랄을 균형 있게 섭취해야 한다. 그래야 체내의 미네랄 균형을 맞출 수 있고 유해 미네랄을 배출할 수 있기 때문이다. 예를 들면, 칼슘과 아연, 동, 철, 셀레늄, 크롬 등의 필수 미네랄은 수은, 납, 카드뮴 등의 유해 미네랄의 흡수를 방지하며 배출을 촉진한다.

따라서 체내에 유해 미네랄이 들어와도 필수 미네랄을 충분히 섭취한 사람은 건강을 유지할 수 있다. 반면에 필수 미네랄이 부족한 사람은 유해 미네랄을 섭취하면 그대로 건강에 심각한 이상을 초래할 수 있는 것이다. 예를 들어 일본의 미나마타 병의 원인이 된 메틸수은은 지방질과 함께 혈액 뇌관문을 통과하여 뇌 속으로 침입한다. 그렇게 뇌 속으로 침입한 메틸수은은 뇌세포와 결합해 수많은 악영향을 미친다. 하지만 뇌 속에 필수 미네랄이 충분히 있다면 유해 미네랄은 뇌세포와 결합하지 못해 체외로 배출된다. 또 철과 납, 아연과 카드뮴처럼 특정 필수 미네랄과 유해 미네랄은 한쪽이 많아지면 다른 한쪽은 적어지는 성질이 있다. 철이 충분하면 납이 줄어들고 아연이 충분하면 카드뮴은 감소하는 식으로 피해 정도가 줄어든다. 최근의 연구 결과에 따르면 셀레늄과 수은, 카드뮴 사이에도 같은 관계가 성립된다고 한다. 셀레늄이 수은과 카드뮴의 나쁜 영향을 감소시킨다는 것이다.

결국 체내에 필수 미네랄을 충분히 공급하면 유해 미네랄로 인한 피해를 방지할 수 있다. 그래서 소화기의 장애는 심각한 여러 가지 악영향을 미칠 수밖에 없다. 체중을 비롯한 각종 소화기능의 저하는 심각한 미네랄 결핍을 초래하기 때문이다.

실제 각종 체증이 있는 사람들에게는 미네랄 결핍 증세가 나타난다. 특히 만성체증은 미네랄의 부족으로 인한 일반적인 결핍 증상이 그대로 드러난다.

인체가 필요로 하는 미네랄 중 90%는 하루 필요량이 100mmg 이상인 칼슘, 마그네슘, 나트륨, 칼륨, 인, 염소, 유황 등 주요 미네랄이다. 나머지 10%는 하루 필요량이 100mmg 미만인 철, 아연, 망간, 동, 셀레늄, 크롬, 요소 등의 미량 미네랄이다. 비록 양이 적기는 하지만 효소작용은 물론 생명 활동에 반드시 필요한 영양소이다. 미네랄의 주요 기능을 보면 그 효과를 잘 알 수 있다.

미네랄의 주요 기능

1. 체내 조직을 만들며 면역기능을 유지한다.
2. 비타민을 구성하거나 비타민의 활동을 돕는다.
3. 효소를 구성하거나 효소의 활동을 활성화한다.
4. 성기능을 유지하게 하며 호르몬을 만든다.

5. 체내 수소 이온지수를 나타내는 'ph'를 최적의 상태인 약알칼리성으로
   유지한다.
6. 세포의 삼투압 작용을 조정해 세포가 활동하기 쉽게 한다.
7. 혈당치를 내려주며 영양소를 세포까지 보낸다.
8. 활성산소를 제거하고 항암작용을 한다.

  이상의 기능으로 본 것처럼 체중 때문에 미네랄의 흡수가 잘 되지 않으면
심각한 문제를 야기한다. 따라서 우선 소화기를 따뜻하게 하고 미네랄 흡수
를 돕는 자연치유법을 시행해야 한다.

체중을 내리는 미네랄 영양요법

  체중을 내리기 위해서는 필수 미네랄의 공급이 충분해야 한다. 따라서 자
신의 미네랄 결핍 증상을 체크하여 미네랄을 보충하는 요법이 반드시 필요
하다. 각 필수 미네랄의 영양요법은 다음과 같다.

칼슘

  체내에 가장 풍부하게 존재하는 미네랄이다. 심장, 신경, 치아, 혈관, 근

육 등의 조직을 건강하게 유지하기 위해 반드시 필요하다. 특히 심리적인 안정에도 크게 관여하며 정상적으로 작동하려면 마그네슘과의 균형을 유지하는 것이 중요하다.

- 결핍 증세: 골다공증, 골연화증, 두통, 관절염, 충치, 정서 불안 등
- 많이 함유된 식품: 뼈째 먹는 생선, 말린 생선, 콩, 깨, 무, 파슬리, 쑥갓, 파래, 톳, 다시마, 낫토, 유부 등

마그네슘

체내 기능을 유지하며 효소를 활성화하고 특히 탄수화물 대사를 활발하게 한다. 또한 심장의 긴장 완화에도 중요한 작용을 한다. 칼슘과의 균형이 중요하며 칼슘의 ⅓에서 ½ 정도만 섭취하면 되지만, 음식물에서 자연 섭취하기가 어려워 부족해지기 쉬운 영양소이다.

- 결핍 증세: 피로감, 쇠약함, 부정맥, 무기력, 신경과민, 눈 떨림, 고혈압, 당뇨병, 고지혈증 등
- 많이 함유된 식품: 현미, 굴, 말린 새우, 두부, 호박씨, 아몬드, 바나나, 코코아, 김, 미역, 바지락, 콩 등

나트륨

인체의 성장에 필요한 미네랄로 혈액을 비롯해 체액의 양을 조절하여 전해질 균형을 맞춘다. 보통 결핍되는 일은 드물다. 칼륨과 공동으로 세포의 물질 교환을 돕는데, 이때 나트륨이 정상적으로 작용하려면 마그네슘이 충분해야 한다.

- 결핍 증세: 혈액순환량 감소, 근육 마비, 혈압 저하, 의식장애, 식욕 부진 등
- 많이 함유된 식품: 해산물을 비롯한 대부분의 식품

칼륨

세포의 기능을 높여 전해질과 혈액 내의 산과 알칼리의 균형을 맞춘다. 또한 혈당 조절, 혈압을 낮추는 작용, 심장박동, 신경의 자극전달 기능 등을 원활하게 하는 작용을 한다.

- 결핍 증세: 신경과민, 부종, 구토, 변비, 근육통, 손발 저림, 심부전, 고혈압 등
- 많이 함유된 식품: 무말랭이, 말린 표고버섯, 팥, 강낭콩, 아몬드, 다시마, 미역, 야채류, 과일, 된장, 간장 등

인

칼슘 다음으로 체내에 많이 존재하는 미네랄이다. 세포막을 형성하기 때문에 어떠한 세포 속에도 존재하며 신진대사와 효소를 활성화시킨다. 또한 칼슘과의 상호작용으로 뼈와 치아를 튼튼하게 한다.

- 결핍 증세: 구루병, 골다공증, 치주염, 발육 부진, 호흡 곤란, 식욕 부진, 체중 감소 등
- 많이 함유된 식품: 멸치, 말린 오징어, 연두부, 낫토, 작두콩, 완두콩, 잠두콩, 내추럴치즈, 아몬드 등

철

적혈구의 헤모글로빈에 필요한 성분으로 산소와 결합해서 체내 구석구석까지 산소를 운반한다. 항산화효소를 활성화하여 노화와 부인병 등의 예방 및 개선에 효과가 있다.

- 결핍 증세: 빈혈, 근육피로, 건망증, 우울증, 어지럼증, 구내염, 탈모, 숨 가쁨 등
- 많이 함유된 식품: 해산물, 콩, 간, 파슬리, 시금치, 은어, 멸치, 콩, 볶은 참깨, 파슬리, 무, 김 등

구리

철이 헤모글로빈을 생성하는 것을 돕는다. 또한 철의 흡수를 촉진시켜 심혈관계의 유지 및 면역기능의 활성화를 돕는다. 항산화효소의 작용에도 필요한 미네랄로 아연과의 비율이 중요하다.

- 결핍 증세: 빈혈, 심부전증, 성장장애, 고혈압, 염증, 동맥경화, 혈액응고, 심혈관계 손상, 골다공증 등
- 많이 함유된 식품: 식빵, 쌀밥, 소간, 굴, 바닷가재, 주꾸미, 콩, 깨, 대두, 새우, 깨, 달걀노른자 등

아연

약 300 종류의 효소 활성화에 필요한 미네랄로 단백질 활성, 면역 시스템 기능, 호르몬분비 등을 돕는다. 또한 항산화효소를 활성화하는 기능과 땀과 소변으로 철의 약 10배가 되는 양이 배출되므로 결핍되기 쉬운 미네랄이다.

- 결핍 증세: 빈혈, 간질환, 미각장애, 식욕부진, 구내염, 탈모, 우울증, 성기능 저하 등
- 많이 함유된 식품: 쇠고기(등심, 간), 전복, 멸치, 대두, 참깨, 아몬드, 새우, 시금치, 메밀, 옥수수, 굴 등

망간

효소를 구성하는 성분으로 당질이나 지방질의 대사에 중요한 역할을 한
다. 부족하면 성 호르몬 합성에 문제가 생긴다.

- 결핍 증세: 성장장애, 가벼운 피부염, 혈당 상승 등
- 많이 함유된 식품: 식빵, 쌀밥, 밀가루, 콩, 유부, 땅콩, 생강, 파인애
  플, 아몬드, 두부, 미역, 김, 톳, 깨 등

<u>요오드</u>

갑상선 호르몬의 주성분으로 당질이나 지질, 단백질의 대사를 촉진한다.
에너지 대사에 관여하며 성장을 촉진한다. 특히 성장기 어린이에게는 반드
시 필요한 미네랄이다.

- 결핍 증세: 성장장애, 정신발달 지체, 체력 저하, 갑상선종, 비만, 탈
  모, 피부 트러블 등
- 많이 함유된 식품: 식빵, 다시마, 미역, 김, 정어리, 고등어, 가다랑어,
  콩, 팥, 버터, 달걀노른자, 살코기 등

셀레늄

항산화효소의 구성성분이 되는 미네랄로 비타민 A, C, E와 공동으로 작용해 상승효과를 발휘한다. 유해 미네랄의 독성을 억제하는 기능이 있다.

- 결핍 증세: 불면증, 신경 쇠약, 동맥경화, 면역력 저하, 성기능 감퇴, 근력 저하, 혈중 콜레스테롤 증가 등
- 많이 함유된 식품: 식빵, 밥, 현미, 다시마, 김, 달걀노른자, 방어, 가리비, 정어리, 가자미, 파 등

체중을 내리려면 위와 같은 필수 미네랄을 반드시 섭취해야 한다. 이때 혼식과 잡식을 하는 것보다는 과일, 견과류, 육류, 생선류, 야채류 등 단순식으로 분류해서 섭취하는 것이 효과적이다. 예를 들어 점심식사를 '밥+샐러드+생선' 등으로 간단히 먹는 식이다. 반찬의 수를 줄이고 메뉴가 단순할수록 좋다. 뷔페식으로 다양한 것을 한꺼번에 섭취하는 것은 바람직하지 않다. 많은 반찬을 먹고 육류, 해산물, 조류 등의 복잡한 메뉴를 섭취하면 서로 다른 성질의 음식이 얽혀 체중에 걸리기 쉽기 때문이다.

미네랄은 따로 식단을 정해서 따뜻하게 가열하여 섭취하는 것이 효과적이다. 과일과 견과류는 원액추출기와 믹서로 갈아서 섭취하면 흡수력을 높일 수 있다. 야채류는 샐러드로 꾸준히 섭취하는 것이 좋으며, 생선류나 육류

는 가열하여 따뜻한 상태로 섭취하는 것이 바람직하다.

생명력을 유지시키는 체내 효소의 작용

체증은 체내 효소의 작용과 긴밀하게 연결되어 있다. 체내 효소는 대사와 소화에 광범위하게 작용하기 때문에 체증이 생기면 심각한 장애가 일어난다. 자각체증이거나 무자각체증이 되면, 체내 효소가 덜 생성돼 결국 효소의 작용력이 떨어진다. 실제 체증에 걸린 사람들을 보면 대개가 효소의 작용력이 떨어져 있다.

"소화가 안돼요. 늘 속이 더부룩하고 무기력해요."

그들은 대개 심각한 대사장애나 소화불량을 호소한다. 변비로 고통을 겪거나 두통이나 불면증에 시달리기도 한다. 효소가 우리 몸 곳곳에 많은 영향을 미치는 만큼 다양한 병세가 나타난다.

효소의 기능

1. 염증 예방 작용을 한다.

2. 섬유질 방지 효과가 있다.

3. 혈액의 독소를 제거한다.

4. 자가면역질환을 다스린다.

5. 바이러스를 퇴치한다.

6. 소화흡수와 배설작용을 돕는다.

7. 영양소를 분해하고 간이나 근육에 저장한다.

8. 새로운 조직, 신경세포, 뼈, 피부조직 등을 만든다.

이렇게 효소의 작용은 다양하며 생체활동에 있어 커다란 역할을 한다. 널리 알려진 대량 영양소인 단백질, 지방, 당질도 효소가 없으면 아무런 소용이 없다. 이렇게 효소는 미량 영양소이지만 중요한 작용을 한다. 그러나 그동안 효소에 대한 관심은 대량 영양소에 비해 턱없이 낮았다. 그 이유는 불과 얼마 전까지만 해도 효소가 체내에서 무한히 생성된다고 믿었기 때문이다. 하지만 평생 생성되는 체내 효소의 양은 일정하다는 연구 결과가 발표되면서 효소가 장수와 건강에 매우 중요한 역할을 한다는 사실이 새롭게 주목받기 시작했다.

대량 영양소인 단백질, 지방, 당질은 음식으로 공급이 되지만 그것을 소화시키고 흡수시키는 작용을 하는 것은 효소다. 효소의 생성량은 연령대나 성별 등에 따라 다른데, 효소가 부족하면 영양소의 불균형이 생긴다. 그래서 면역력이 떨어져 질병에도 잘 걸리고 피로누적도 잘된다. 체내 효소의 생성이 떨어져 고갈되면 건강과 장수에 적신호가 켜지는 것이다. 따라서 체내 효소의 절대량의 차이가 건강의 척도가 되기도 한다. 시카고 마이켈리즈 병원의

메이어 박사는 나이를 먹을수록 타액의 효소양이 따라 줄어든다는 것을 발견했다. 20대의 젊은층이 60대 이상 노령층보다 30배나 많은 효소를 지니고 있다는 것이었다. 독일의 에카도 박사의 실험 결과도 그러한 사실을 뒷받침해 준다. 그는 1,200명의 소변 샘플에서 침 속에 많이 포함된 탄수화물 소화효소인 아밀라아제 단위를 검사했다. 그 결과 젊은층이 노년층보다 두 배 가까이 높은 것으로 나타났다. 이러한 결과는 평균적으로 나이를 먹음에 따라 체내 효소의 양이 떨어진다는 것을 뜻한다.

실제 효소가 줄어들면 소화력에 심각한 저하가 일어난다. 아무리 소화력이 좋은 사람이라고 할지라도 효소를 전혀 공급하지 않게 되면 문제가 생긴다. 대사를 담당하는 효소가 소화효소로 사용되면 대사의 이상을 초래하기도 한다. 효소의 체내 저장량은 무한한 것이 아니다.

공급 없이 소모만 하게 되면 마침내 고갈되며 노화가 촉진될 수 있다. 또한 좋은 영양소를 섭취해도 소화를 시킬 수 없게 된다. 오히려 많은 영양소들이 장내에서 소화되지 않고 발효되면서 독소를 일으킬 수 있다. 그 결과 장내독소가 발생하여 혈액을 탁하게 만드는 주요 원인이 된다. 그렇게 되면 장내의 독소는 혈액을 타고 순환하며 인체의 약한 부위를 공격하기 때문에 각종 질병에 걸리기 쉽다. 특히 효소는 체증이 걸리면 급속하게 저하된다. 자율신경의 실조로 체내 효소가 제대로 생성되지 않아 효소의 양이 급격히 줄어들기 때문이다.

효소가 부족해서 생기는 증세

식곤증, 트림, 복부팽만, 위경련, 위통, 체증, 위의 불쾌감, 설사, 변비, 식물 알레르기, 아토피, 어지럼증, 피부건조증, 생리통, 생리불순, 어깨통증, 두통, 불면증, 치질 등

효소가 부족해서 생기는 병

급성위염, 만성위염, 위산감소증, 역류성식도염, 혈액질환, 출혈성궤양, 관절염, 방광염, 비염, 부정맥, 동맥경화, 알레르기, 아토피, 난소낭종, 불임증, 각종 암 등

실제 효소가 부족해서 생기는 증상은 체증의 증세와 유사하다. 효소는 모든 생명활동 중에서 소화활동에 가장 많이 소모되기 때문이다. 체증으로 인해 채내 소화효소가 부족해지면 대사효소는 대사활동을 일단 중단하고 소화활동에 동원된다. 그러면 대사활동에 필요한 효소량이 줄어들 수밖에 없다. 따라서 체증이 유발되면 효소가 많이 들어간 제품의 섭취로 효소를 관리하고 체내 잠재효소의 낭비를 줄여야 한다.

효소를 효과적으로 유지하는 방법

살아 있는 효소가 가장 많이 든 식품은 과일과 채소이다. 특별한 조리를 하지 않고 그대로 먹을 수 있어서 다른 식품보다 상대적으로 효소의 파괴가

적고 효소반응에 필요한 적절한 온도를 유지하기 쉽다. 생체 내에서 일어나는 효소반응은 온도와 밀접한 관계가 있다. 10도 정도인 경우 효소반응의 속도는 매우 느리고 온도를 높여주면 화학반응처럼 반응속도가 빨라진다. 효소반응의 최적 온도는 35~48도다. 그보다 온도가 높아지면 오히려 반응속도가 감소한다. 효소는 대개 60도 이상에서 활성이 저하되며 70~80도 이상에서는 파괴된다. 그래서 신선한 과일과 채소는 효소의 파괴 없이 섭취할 수 있으며 가공된 음식보다 훨씬 더 체내 효소의 소비를 줄일 수 있다. 효소를 공급할 수 있으면서 기존의 체내 효소의 소비를 줄여 효소보유량을 높일 수 있으니, 일석이조다. 또한 신선한 과일과 야채는 소화기관의 부담을 줄여주며 효소 외에도 비타민과 식이섬유를 공급하여 영양소의 균형을 잡아주는 효과가 있다.

신선한 과일과 야채를 섭취하려면 원액추출기로 주스를 만들어 먹는 것이 좋다. 아침에는 과일주스가 좋으며 저녁에는 야채주스가 좋다. 그 밖에 야채에 과일을 곁들인 샐러드도 효과적이다. 단, 통조림으로 만들어진 과일이나 병에 들어 있는 주스는 열처리를 거친 것으로 효소가 거의 남아 있지 않다.

또 효소는 음식물 표면에서 작용하기 때문에 오래 씹을수록 좋다. 침 속에 포함된 효소가 음식 표면과 접촉하는 시간이 길어져 음식을 분해하고 영양분의 소화흡수를 쉽게 하기 때문이다. 대부분의 과일과 채소에는 식이섬유막이 있는데, 이를 씹어 영양분이 밖으로 나오도록 하면 소화에 도움이 된다.

체내효소를 위한 식이요법

1. 신선한 과일과 채소를 자연 상태로 최대한 많이 먹는다.

2. 당근과 양파를 많이 먹는다.

3. 콩으로 만든 제품을 먹고 땅콩보다는 콩나물이나 싹이 난 것을 먹는다.

4. 복합탄수화물, 잡곡, 과일, 채소가 포함된 자연식을 한다.

5. 직접 갈아 주스 형태로 마신다.

6. 천천히 오래 씹는다.

이 밖에도 몸속 효소를 효과적으로 관리하려면 다음과 같은 사항을 늘 염두에 두어야 한다.

먼저 지나친 고단백 식사를 피해야 한다. 남아도는 단백질은 간과 신장에서 효소를 끌어와 분해되기 때문이다. 이때 생성되는 효소가 배뇨촉진 작용을 해 다량의 물과 미네랄이 소변으로 빠져나가게 한다. 특히 칼슘이 다량으로 배출되기 때문에 몸에 여러 문제가 나타날 수 있다.

다음으로 흰색 정제염과 백설탕, 흰 밀가루로 만든 식품은 피해야 한다. 정제염에는 나트륨 함량이 지나치게 높고, 백설탕도 가공 과정에서 각종 화학 첨가물이 들어가기 때문이다. 밀가루 반죽이 쫄깃해지게 하는 성분인 글루텐은 사람에 따라 소화가 안되기도 하기 때문에 절제하는 것이 좋다.

또 알루미늄으로 된 요리기구는 가급적 피하는 게 좋다. 미량이긴 하지만, 알루미늄 요리기구로 조리한 음식에서 실제 알루미늄이 검출되기도 한다. 알루미늄은 우리 몸에서 잘 배출되지 않고 뇌에 쌓이는 경우가 많은데 이 때문에 알츠하이머병이 유발된다는 연구 결과가 있다. 조리기구 하나도 꼼꼼히 따져봐야 한다.

마지막으로 열처리된 가공식품을 먹지 않는 것이 좋다. 특히 우리나라 음식은 끓이고, 데치고, 삶고, 볶고, 지지고, 찌고, 굽고, 절이고, 삭히고, 묵히고, 익히며 갖은 양념을 가미해서 복잡하게 조리한다. 그 과정에서 재료 본래의 영양소가 파괴되기 쉽고, 지나친 양념 때문에 나트륨 과다 섭취가 나타날 수 있다.

체중을 비롯한 소화기의 장애를 겪는 사람들은 체내 효소를 관리하고 효소의 보조제를 섭취하면 효과가 뚜렷하게 나타난다. 특히 효소는 원료가 되는 미네랄의 섭취와 병행하는 것이 효과적이다. 체내 효소는 자동차의 배터리 같은 역할을 한다. 소화가 안되고 무기력한 사람에게 힘을 불어넣어주는 작용을 하는 것이다. 따라서 체중을 비롯한 소화기의 건강을 위해서는 체내 효소를 절약하고 효소 보조제를 꾸준히 섭취하는 것이 바람직하다.

열성식품과 냉성식품을 조화시키는 자연식 중화식품

　서양의 영양학에서는 음식의 재료를 설명할 때 영양 성분과 칼로리를 중점적으로 설명한다.

　반면에 동양의 전통 영양학에서는 음양과 오행을 통해 그 성질을 논하는 것을 중시한다. 몸을 따뜻하게 하는 열성식품은 양이고 몸을 차게 하는 성질이 있는 냉성식품은 음으로 분류한다. 또한 오행이 있어 녹색(목기), 붉은색(화기), 노랑색(토기), 하얀색(금기), 검은색(수기)로 그 성질을 나누고 있다. 오행에서는 과일이나 채소의 겉과 속의 색깔이 성질을 파악하는 중요한 단서가 된다. 그래서 한식은 그 음양오행의 성질을 중화시킨 것을 최고의 음식으로 친다.

　예를 들면, 김치는 음과 양의 색깔을 배합하여 배추의 흰색과 고추의 붉은색을 태극모양으로 감아서 담근다. 또한 김칫소를 만들 때에도 배추(녹색), 고춧가루(붉은색), 생강(노란색), 소금(흰색), 젓갈(검은색)로 오행의 다섯 가지 색채로 구색을 맞춘다.

　식사할 때 간을 맞추는 색도 다섯 가지이다. 겨자(녹색), 고추장(붉은색), 된장(노란색), 소금(흰색), 간장(검은색) 등이다. 이렇게 오행의 성질을 이용하는 이유는 음식의 성질을 중화시키기 위해서다. 복잡한 음식 섭취 때문에 생기는 소화기관의 장애를 막는 최선의 방법이 중화이기 때문이다.

그런데 현대의 음식문화를 보면 중화의 지혜보다는 눈앞의 효과만 바라보고 음식을 먹는 경우가 많다. 더우면 냉성식품을 섭취하고, 추우면 열성식품만을 섭취하는 식이다.

예를 들어, 여름에는 냉성식품인 빙과류, 오이, 맥주, 참외 등으로 몸을 식히고 겨울에는 파, 계란, 육류, 간장 등으로 몸을 데운다.

그러나 열성식품과 냉성식품 중 어느 하나만을 섭취하는 것은 소화기가 약한 체질에게는 지극히 해로운 일이다. 특히 체증에 걸린 상태가 되면 아무리 더운 여름이라고 해도 냉성식품이 맞지 않고 추운 겨울이라고 해도 자극적인 열성식품은 맞지 않다.

체증을 내리는 식품은 중화된 식품이다. 음과 양의 극단적 성질이 강한 식품은 체기를 유발할 수 있다. 체질적으로 봤을 때, 인체의 입과 식도에서 지나치게 차거나 뜨거운 성질은 거부하기 때문이다. 실제 체증은 몸에서 거부하는 극성의 음식물에 대한 반응이다. 몸에서 필요로 하지 않는 그런 극성의 식품은 체증을 유발시킬 위험성이 대단히 높다.

따라서 일단 급체 혹은 만성체증에 걸려 있는 상태라면, 중화된 식품을 선택하는 것이 바람직하다. 뜨겁거나 찬 성질보다는 온화하고 담백한 맛을 낼 수 있는 식품이 가장 좋다.

냉성식품과 열성식품의 구별법

중화된 식품을 알고 선택하려면 먼저 우리 몸을 차게 하는 냉성식품과 따뜻하게 하는 열성식품을 구별할 줄 알아야 한다. 지금부터 간단한 구별법에 대해서 알아보자.

1. 냉성식품: 외형의 색채가 흰색, 노란색, 녹색인 식품은 몸을 차게 한다

흰색

흰 눈이나 얼음의 색채로, 대체로 찬 성질을 지니고 있다. 수분이 많이 포함되어 있거나 찬 성질이 함유되어 있으며 차게 해서 먹어야 제맛이 난다고 생각해 더욱 차게 먹는 경우가 많다.

우유, 맥주, 화이트 와인, 백설탕, 양배추, 육류의 지방, 아이스크림, 무, 백김치 등이 있다.

노란색

노란색을 띤 과일이나 곡류 그리고 한약재는 대개 성질이 차다.

배, 참외, 바나나, 귤, 레몬, 망고, 유자, 멜론, 강황, 대두, 카레, 옥수수, 파인애플 등이 있다.

녹색

알다시피 녹색을 띤 음식들은 대개 식물이다. 식물이 녹색이 많은 이유는 태양의 열로부터 자신을 방어하기 위해서다. 한여름 신록의 잎들이 시들지 않고 버틸 수 있는 것도 이 때문이다. 그래서 채소들은 냉성식품이 많다.

녹차, 잎채소, 청경채, 상추, 배춧잎, 산나물, 취나물, 참나물, 미나리, 생미역 등이 있다.

2. 열성식품: 외형의 색채가 청색, 붉은색, 검은색 식품은 몸을 따뜻하게 한다

청색

태양빛을 많이 받는 색체로 그 성질이 따뜻하다. 적당한 수분과 함께 열량이 비교적 높은 것이 많고 자극성이 있는 특성이 있다. 녹색과 청색식품은 구분이 어렵지만 색감에다 질감까지 고려하면 이해가 쉽다. 녹색은 색감이 무겁고 질감이 두꺼운 것이고 청색은 색감이 밝고 질감이 가벼운 것으로 구분하면 된다.

대파, 쪽파, 생고추, 완두콩, 마늘쫑, 무청, 감잎차, 부추, 양상추, 샐러리, 시금치 등이 있다.

붉은색

태양빛을 받은 색체로 그 성질이 따뜻하다. 붉은 빛이 많이 돌수록 뜨거운 성질이 많으므로 반드시 중화시켜야 한다.

고추, 고추장, 사과, 버찌, 건자두, 붉은살 생선, 붉은 살코기, 홍합, 홍차, 새우, 게 등이 있다.

검은색

식품을 가열하면 검어지는 특성이 있는 것처럼 검은색은 태양열을 잘 흡수하므로 성질이 따뜻하다. 중화된 따뜻함이 있어 몸을 따뜻하게 하는 효과가 높다.

검은깨, 검은쌀, 검은콩, 서리태, 흑설탕, 흑맥주, 간장, 장아찌, 절임류, 가지 등이 있다.

체중은 단지 식도와 위장, 소장, 대장의 어느 한 부분의 문제가 아니다. 9m 소화관이 전체적으로 안정되어야 하기 때문에 차거나 뜨겁지 않게 중화해야 한다. 예를 들어 찬성질의 황색 대두를 된장으로 발효시켜서 중화하는 것도 이에 해당된다.

한 가지 주의해야 할 점은 소화관이 차다고 해서 뜨거운 성질의 식품을 과도하게 섭취하면 오히려 역효과가 난다는 점이다. 뜨거운 성질의 식품을 과도하게 섭취하면 그 열이 흉강으로 이동하면서 복강의 소화관은 더욱 차가워질 수 있기 때문이다.

따라서 소화관을 따뜻하게 하고자 한다면 언제나 중화되어 차갑거나 뜨겁지 않도록 하는 것이 좋다. 또한 소화관을 괴롭히는 다섯 가지 나쁜 식생활 습관인 급하게 먹기, 폭식, 과식, 인스턴트식, 가공식을 멀리해야 한다.

생강홍차와 사과당근주스의 영양요법

인체는 기본적으로 기운이 한쪽으로 쏠리는 것을 좋아하지 않는다. 몸속의 기운이 몸 전체로 순환해 중화되어야 몸과 마음의 조화와 균형이 잡히고, 상체와 하체의 체온이 균형을 이루고, 소화기가 따뜻해진다.

체증을 치유하는 중화식품을 강조하면 대개 궁금해한다.

"음식에서 기운이 한쪽으로 쏠리지 않는다는 중화식품이 무엇입니까?"

"위로 치우치지 않는 성질을 지닌 식품을 뜻합니다. 위로 상승하는 성질을 가진 식품과 아래로 하강하는 성질을 가진 식품을 잘 결합한 것이 중화된 것입니다"라고 선문답 같은 답변을 하면 사람들은 더욱 이해가 가지 않는다는 듯 고개를 갸우뚱거린다. 그러나 생각해보면 의외로 간단하다.

동물과 식물의 해부학적 구조의 차이를 생각해보자. 상식적으로 동물은 머리가 위로 향하여 있고 식물은 머리에 해당하는 뿌리가 아래로 향하고 있다. 그래서 식물은 뿌리는 그 기운이 위로 향하고 잎과 열매는 아래로 향한다. 뿌리는 수분을 비롯한 영양분을 나무의 줄기와 잎으로 올려보낸다. 반면에 잎은 광합성 작용을 해서 그 영양소를 아래로 내려보낸다. 뿌리의 기운은 위로, 잎의 기운은 아래로 향하게 된다.

그렇기 때문에 기운이 위와 아래로 균형을 이루는 중화식품은 지상의 잎이나 열매와 땅의 뿌리를 결합한 식품이다. 두 가지 상반된 성질의 기운을 결합하여 기운이 중화되어 기운의 순환을 촉진하는 작용을 한다. 그런 의미에서 체중을 내리는 대표적인 중화식품으로 꼽을 수 있는 것은 생강홍차와 사과당근주스이다.

땅에서 뿌리를 박은 생강과 하늘을 향해 잎을 펼친 홍차는 이상적인 중화를 이룬다. 또한 지상에서 태양빛을 받은 사과와 땅의 기운을 받은 당근도 마찬가지이다. 이 두 환상의 커플은 지상과 땅속에서 수확되는 성분이 합쳐져 적절하게 중화되어 있다. 그래서 지나치게 차거나 뜨거운 성질이 없어 소화기를 살리는 작용을 한다.

생강홍차

땅속의 생강은 한의학적으로 볼 때, 체내의 모든 장기를 자극하여 활성화시키며 몸을 따뜻하게 하는 작용이 있다. 대사를 조절하고 몸속의 불필요한 체액을 제거하며 가스를 배출시키고 소화를 돕는다. 명치 부근의 팽만감을 해소하는 데도 도움이 된다.

생강의 효능

1. 발한, 해열, 가래 제거, 보온, 진통작용을 한다.

2. 가려움증을 멎게 한다.

3. 기침이나 구토를 진정시키는 효과가 있고 심장기능을 강하게 한다.

4. 타액, 위액, 담즙의 분비를 촉진하고 항진작용이 있어 소화를 촉진한다.

5. 장관 내 수송을 촉진하고 소화불량을 개선하며 가스를 배출시킨다.

6. 혈압 안정화작용으로 고혈압은 낮추고 저혈압은 높여준다.

7. 혈전을 방지하는 작용이 있고 우울증을 개선한다.

8. 현기증을 예방, 개선하며 살균작용을 한다.

이 밖에도 위가 차서 생긴 위경련이나 구토와 설사 같은 증세에도 탁월한 효과가 있다. 그래서 일식에서는 초밥에 생강을 곁들여 어패류에 의한 식중독을 예방하며 소화를 촉진한다. 초밥을 과식해도 비교적 체하지 않거나 이상이 없는 이유도 이 때문이다.

홍차

홍차는 폴리페놀의 일종인 카테킨, 타닌, 카페인, 아미노산, 탄수화물, 지방질, 섬유소, 미네랄 등이 함유되어 있다. 성분과 효능 면에서 녹차와 비슷하다. 하지만 홍차는 찻잎의 95% 이상을 발효시켜 만든 차이다. 찻잎을 발효시키면 비타민 C가 줄어든다는 단점이 있지만 타닌과 카페인의 자극이 적고 흡수율이 좋다는 장점이 있다.

홍차의 효능

1. 폴리페놀은 노화를 촉진하는 활성 산소를 제거하여 노화를 방지한다.

2. 심장질환과 암을 포함한 여러 질병을 완화하거나 예방해준다.

3. 항박테리아와 항균, 항바이러스 활동으로 장내에 유해균을 줄여 변비와 설사를 완화한다.

4. 카페인은 정신을 맑게 해주고 피로와 졸음을 덜어주며 두통을 억제한다.

5. 심장의 운동을 왕성하게 하여 이뇨작용을 높이고 혈중 지방을 제거한다.

6. 비타민과 미네랄(칼륨, 마그네슘, 칼슘, 망간, 아연, 철분 등) 성분이 풍부하다.

7. 불소 성분이 들어 있어 충치 예방에 도움이 된다.

8. 홍차에 들어 있는 붉은색 성분인 테아플라빈은 인플루엔자 바이러스를 죽이는 효과가 있다고 밝혀진 바 있다.

생강홍차 만드는 법

재료: 홍차, 으깬 생강 혹은 생강즙, 흑설탕 혹은 벌꿀

1. 뜨거운 홍차에 으깬 생강이나 생강즙을 섞는다.

2. 미네랄 함유가 많은 유기농 흑설탕을 적절하게 넣는다.

3. 생강과 홍차의 비율은 1:2가 기본이며 열이 많은 체질은 생강의 양을 줄인다.

4. 하루 3회 정도 식후나 휴식시간에 마시는 것이 좋다.

생강홍차는 매일 마시면 소화기가 따뜻해지며 체기를 내려준다. 또한 이뇨작용을 촉진시켜 냉증, 부종, 비만을 개선하며 감기, 기관지염의 예방과 개선에 효과가 있다. 생강홍차에 카페인이 들어 있어도 중독의 증세나 나쁜 효과가 없는 이유는 폴리페놀의 작용 때문이다. 폴리페놀은 항산화작용을 하는 것으로 알려져 있다. 내장이 몹시 찬 체질은 생강흑설탕차를 마시는 것이 좋다. 이때 상체의 열이 많은 사람일수록 생강은 조금 넣는다. 이처럼 생강홍차는 체중 때문에 상한 소화기관의 기능을 강화하는 데 좋다.

사과당근주스

사과

햇빛을 듬뿍 받은 사과는 비타민 A와 비타민 C, 과당과 효소를 많이 함유하고 있다. 또한 식욕을 증진시켜주는 사과산, 구연산, 주석산 등의 유기물과 다양한 미네랄을 함유하고 있다. 그래서 영국 속담에 "하루 한 개의 사과는 의사를 멀리하게 한다"라는 말이 있다.

사과의 효능

1. 펙틴은 혈중 콜레스테롤을 낮춰준다.

2. 올리고당은 장내유산균이나 비피더스균 등 몸에 좋은 유산균을 늘려준다.

3. 폴리페놀은 활성산소를 제거하는 작용을 한다.

4. 암과 염증, 알레르기 등 각종 질환의 예방과 개선에 효과가 있다.

5. 사과산에는 소염효과가 있어 기관지염, 방광염 등의 염증질환을 빨리 낫
   게 한다.

6. 원기를 북돋우는 효과가 있다.

7. 침을 만들어 갈증을 멎게 하며 위장의 활동을 좋게 한다.

8. 고혈압 억제와 간암세포 증식의 억제 효과가 있다는 연구 보고가 있다.

당근

땅속의 당근은 비타민을 비롯해 카로틴과 미네랄, 호박산, 칼륨염 등 다
양한 영양소를 함유하고 있다. 카로틴의 어원은 'carrot(당근)'이다. 당근에
카로틴이 많이 함유되어 있다는 뜻이기도 하다.

당근의 효능

1. 카로틴은 시력 회복에 좋고, 피부병이나 거칠어진 피부를 부드럽고 촉촉
   하게 하는 효과가 있다.

2. 궤양과 암을 치료하는 효과가 있다.

3. 미네랄은 유황, 인, 칼슘 등이 다량 함유되어 있어 위와 간을 깨끗하게 하고 간기능을 강화한다.

4. 뼈와 치아를 튼튼하게 만드는 데 도움이 된다.

5. 호박산 칼륨염에는 혈압을 낮춰주고 체내의 유해한 독소를 배출하는 효과가 있다.

6. 베타카로틴은 활성산소를 제거하고 면역력을 키워주며 각종 감염증과 암을 예방한다.

7. 비타민 약 30여 종과 미네랄 약 100종을 함유하고 있다.

8. 림프구 T세포의 기능을 활성화해 면역력을 높여준다.

사과당근주스 만드는 법

1. 당근 2개(400g)와 사과 1개(300g)를 원액추출기로 갈아 주스를 만든다.

2. 위산이 과다 분비되는 체질은 당근의 양을 늘리고 위산이 부족한 체질은 사과의 양을 늘린다.

3. 하루에 3잔을 식전이나 식후에 천천히 씹어 먹듯 마신다.

사과당근주스는 매일 마시면 소화기능이 좋아지며 체기를 내려준다.

위산과다이거나 위산부족인 사람들에게 사과당근주스는 매우 효과가 좋다. 햇빛을 받은 사과와 땅속의 당근이 결합하여 최상의 영양을 공급하며, 체중을 내리는 효능이 있다. 또한 비타민과 미네랄을 비롯한 각종 영양소와 섬유질을 공급해주기 때문에 건강에 매우 유익한 식품이다.

이상의 생강홍차와 사과당근주스는 체증의 자연치유에 효과적이다. 특정한 미세 영양소의 결핍에 의한 필수적인 면역기능을 보충하여 소화관의 기능을 회복시켜준다. 현재까지 동물이나 사람을 대상으로 한 연구를 통해 면역기능에 관여하는 것으로 알려진 영양소는 비타민과 미네랄, 효소이다. 비타민A, 비타민B6, 비타민B12, 비타민C, 비타민E, 비타민D, 아연, 구리, 마그네슘, 철, 코엔자임 Q10, 셀레늄 등인데, 생강홍차와 사과당근주스는 영양소들을 가장 많이 함유한 음식이다.

체질을 개선시키는 죽염요법

체증에 잘 걸리는 사람들의 공통점은 자극적인 음식을 좋아한다는 것이다. 그들은 대개 장의 흡수력이 저하되어 영양부족을 느끼기 때문에 자극적인 맛을 선호한다. 늘 힘이 없고 무기력한 상태에서 의식적으로 자극적인 맛을 찾는 탓이다.

자극적인 맛은 맵고 짠 맛이 주류를 이루지만 지나치게 단맛도 이에 속한다. 극단적으로 말하자면, 맵고 짠 맛을 선호하는 염분중독과 달콤한 맛을 선호하는 탄수화물중독 두 부류로 나뉘는 것이다.

소화기의 건강 측면에서 보면, 염분중독이든 탄수화물중독이든 모두 잘못된 식생활이다. 특히 김치류나 장아찌류 등은 맵고 짠 맛이 강해 염분 과다 섭취 등 여러 문제를 낳는다. 육체노동이 많아 염분의 소비가 많았던 농경사회에는 맵고 짠 맛이 맞았지만, 지금 시대에는 맞지 않다.

인체는 담백한 맛을 선호한다. 자극적이지 않는 재료 본래의 맛으로 세계의 모든 인류가 공통적으로 좋아하는 맛이다.

순수하고 담백한 성품의 사람이 아름답듯이, 음식도 순수하고 담백해야 몸과 마음을 맑게 한다. 맵고 짜며 자극적인 음식에 길들여졌다고 계속 그런 음식을 고수하면 몸과 마음도 맵고 짜게 되어 병들게 된다. 건강에 좋다는 다른 음식문화권의 메뉴를 비교해보면 그러한 사실을 알 수 있다. 양식, 일식, 중식, 지중해식을 보면 맵고 짠 맛이 거의 없다. 중식 중에서 날씨가 춥고 바람이 많은 사천성 요리는 매운 편이지만 그래도 별로 짜지는 않다. 그런데 한식은 맵고 짜며 자극적인 음식이 많다. 문제는 점점 더 자극적으로 변해간다는 것이다. 매운 불닭, 매운 족발, 매운 갈비찜 등 원래 조화롭던 음식에도 '매운'이라는 키워드를 내세워 혀를 마비시킬 정도의 음식들을 찍어낸다. 자극적인 맛에 한번 길들여진 사람들은 식성을 바로잡기가 여간 어려운 것이 아니다. 시대가 바뀔수록 체중 환자가 늘어만 가는 데는 이유가 있다.

더욱이 지금 시대에는 염장한 서해안의 천일염은 드물고 정제염을 많이 사용한다. 그렇게 되면 발효 소금의 의미는 사라진다. 소금을 발효시키는 것은 서해의 천일염에서 풍부한 미네랄을 흡수하기 위해서다. 그런데 정제염이나 질 나쁜 호주산, 중국산의 소금을 발효한다고 무엇이 달라지겠는가.

실제 만성체증을 겪는 사람들은 맵고 짠 음식을 선호하는 사람이 대부분이다. 그들 중에 상당수는 김치와 산나물 등 채식을 주식으로 먹는다. 그런데도 왜 고지혈증이 생기며 체증을 겪을까? 그 이유는 맵고 짜며 자극적인 소금이 많이 들어간 발효식품 때문이다.

체증이 심한 분들에게 발효식품을 섭취하지 말라고 하면 깜짝 놀란다.

그들은 마치 상식 밖의 잘못된 정보를 들은 것처럼 반문을 한다.

"김치나 된장, 간장이 발효식품이라서 항암효과가 얼마나 좋은데, 그것이 좋지 않다고 하면 무엇을 먹어야 해요?"

수많은 영양학자들이 항암효과를 주장했으니, 그렇게 생각할 수밖에 없을 것이다. 나는 그들에게 이렇게 반문한다.

"그 좋은 김치류나 장아찌류 등의 발효식품을 먹는데 우리나라는 왜 위암 발생률 세계 2위가 되었을까요? 신종플루가 유행할 때도 발효식품에 면역효과가 있다고 했지만, 백신을 5백만 개나 수입했고 뇌출혈은 세계 1위입니다. 각종 수치로 보면, 우리나라 사람들이 항암효과의 덕을 본 것은 많지 않습니다."

물론 발효식품이 모두 나쁘다는 말이 아니다. 지나치게 소금이 많이 들어가는 것이 문제라는 말이다. 일반적으로 김치를 담글 때 들어가는 소금과 고춧가루를 절반만 사용해도 충분한데 더 맵게, 더 짜게 만드는 것이 문제라는 것이다.

소금발효식품은 주로 머리와 가슴만 뜨겁게 하고 배와 다리는 차게 하기 때문에 체증을 유발한다. 따라서 체증으로 고생하는 사람들이 많은 집안에서는 저염식 식단을 주로 하고, 김치나 장을 담글 때도 소금과 고춧가루를 절반 정도만 사용해야 한다. 또 가급적 정제염보다는 죽염을 사용하는 것이 좋다. 죽염은 일반 소금과 분자구조가 다르다. 소금의 3대 불순물이 제거되어 있고 많이 섭취해도 인체에 해가 적다. 또한 죽염은 체증을 유발하는 식도의 기능을 정상화하는 효과가 있다. 제대로 된 죽염을 습관적으로 정량 섭취하면 체증의 대표적 증세인 명치끝 결림이 해소된다.

소금의 3대 불순물

1. 간수: 단백질을 응고시킨다.

2. 가스: 혈관 내의 가스를 형성하여 고혈압이나 뇌일혈의 원인이 되기도 한다.

3. 유독성 불용해 성분의 물질: 각종 결석이나 동맥경화의 원인을 제공한다.

죽염은 소금과 달리 완전식품에서 나타나는 수승화강의 성질을 지니고 있다.

소금을 섭취하면 가슴과 머리를 뜨겁게 하지만, 죽염은 배와 하체를 뜨겁게 하고 가슴을 온화하게 해준다. 죽염의 미네랄성분과 순수한 염화나트륨 성분이 염분의 균형을 잡아주어 기혈의 순환을 안정시켜준다.

체중을 내리는 죽염요법

1. 아침 공복에 죽염 한 스푼(3g)을 따뜻한 물 1L에 타서 마신다.

2. 체증의 상태에서는 모든 음식물을 죽염으로 간을 맞춘다.

3. 죽염정제를 입 안에 넣고 천천히 녹여서 섭취한다.

4. 점심 식사 전 공복과 식후에 한 스푼(3g)을 따뜻한 물 0.5L에 타서 마신다.

5. 저녁 식사 후(9시 이전까지만) 죽염 한 스푼(3g)을 물 1L에 타서 마신다.

이상의 방법으로 죽염을 섭취하면 식도와 위장의 기능은 빠르게 정상화된다.

지나치게 자극적이지도 않고 9번을 구운 죽염은 중화가 되어 많이 섭취해도 안전하다. 죽염은 위를 강화시키고 장의 해독작용을 원할하게 하는 데 특별한 효과가 있다. 체증의 근본적인 원인인 화수미제의 몸 상태를 수승화강으로 개선시켜 식도와 소화관을 회복시키기 때문이다.

　단, 죽염요법을 할 때는 반드시 800도 이상에서 가열한 죽염을 선택해야 한다. 그 정도의 고열에서 가열해야 다이옥신이 완벽하게 제거되기 때문이다.

　양질의 죽염은 계란 냄새가 나고 짠맛이 강하지 않으며 순하고 맛이 좋다. 혀와 식도가 편안할 수 있을 정도로 부드러운 맛의 죽염으로 요법을 하면 가벼운 체증은 쉽게 해소되고 오래 묵은 만성체증에도 탁월한 효과를 볼 수 있을 것이다.

체증의
음식치료법

CHAPTER 6

체중의 음식치료법

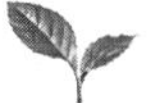

체중유발음식 vs 체증치유음식

대뇌는 언제나 특정 상황에 대한 기억정보를 입력한다.

교통사고나 학대받았던 기억과 같은 심리적인 트라우마(심리적 외상)와 마찬가지로 음식에 대해서도 트라우마가 존재한다. 즉 특정 음식을 먹고 고통을 겪은 기억정보가 있으면 그 음식에 대해서 거부반응을 보인다는 것이다.

예를 들면, 나는 세 가지 음식에 트라우마가 있다. 첫 번째는 김이고 두 번째는 우유, 세 번째는 달래줄기이다. 김은 대학 때 도시락과 함께 먹었던 조미김이 화근이었다. 유통기한이 지난 것을 모르고 먹었다가 심한 토사곽란을 겪었다. 그 고통은 엄청났다. 그때부터 심리적 외상이 심해서 5년간은 김을 아예 입에 대지도 않았다. 이제 질이 매우 좋은 김은 조금씩 먹기는 하는데, 품질 확인이 안 된 김은 지금도 먹지 않는다.

두 번째, 우유는 심각한 알레르기 반응을 겪었다. 손과 팔뚝에 물집이 생기고 알레르기로 간지러웠다. 그 후에 우유를 마시면 다시 그 증세가 나타나서 우유를 전혀 마시지 않는다. 대뇌의 기억 정보가 인체에 거부반응을 일으키기 때문에 어쩔 수 없는 선택이다.

음식에 대한 심리적 트라우마는 위경련이나 급체, 만성체증을 앓고 있을 때 먹은 음식과도 관계가 깊다. 그래서 위경련이나 급체, 만성체증 시 무엇을 먹고 체했는지 반드시 체크해야 한다. 상식적인 선에서 절대 체증유발음식이 아닐 것 같은 참기름, 콩나물 같은 것도 마찬가지이다.

일단 무엇을 먹었던 간에 체증이 유발되었으면 대뇌는 음식물 때문에 고통스러웠던 정보, 즉 트라우마로 기억한다. 그렇기 때문에 다음에 또 그 음식이 들어오면 알레르기나 위경련, 체증을 일으킨다. 뚜렷하게 거부반응이 나타난다.

실제 음식물에 대한 트라우마는 육체적 기능을 현격히 떨어뜨린다. 해당 음식물의 양은 문제가 안 된다. 아주 소량이라고 해도, 대뇌가 기억하는 정보라면 반드시 작용한다.

예를 들면, 땅콩 알레르기가 있는 사람은 땅콩이 조금만 들어간 음식을 먹어도 호흡을 잘 하지 못해 쓰러지기도 한다.

그러니, 급체나 위경련을 일으킨 음식이라면 말할 것도 없다. 극소량이라고 해도 곧바로 급체의 증세가 나타난다. 식도는 대뇌의 명령에 충실하다.

몸이 거부하는 극소량의 음식물이 들어와도 즉시 위장의 문을 닫고 소화관의 기능을 일시 정지시킨다. 그렇게 되면 갑자기 손발이 차고 속이 불편하며 머리가 아프고 어지러움을 느낀다.

예전에 국수의 양념장에 넣은 달래줄기를 먹고 체한 적이 있었는데, 그다음부터는 그 음식만 먹게 되면 문제가 생겼다. 비빔밥에 넣은 양념장 안에 있는 소량의 달래줄기만 먹어도 그런 반응이 일어났다. 앞서 말한, 필자가 트라우마를 가진 세 가지 음식 중 마지막 하나가 된 것이다.

이렇듯 체증에 걸린 적이 있다면 체증을 유발했던 음식을 기억하는 것이 중요하다. 사람에 따라 다르지만 대표적인 체증유발음식과 체증치유음식을 정리하면 다음과 같다.

체증유발음식

1. 곡류와 견과류: 김밥, 주먹밥, 떡, 미숫가루, 땅콩, 아몬드

2. 절인 반찬류: 포기김치, 무김치, 동치미, 겉절이, 총각김치, 깍두기

3. 마른 반찬류: 건오징어무침, 쥐포, 노가리포, 명태포, 대구포, 문어포

4. 나물류: 고사리, 취나물, 참나물, 달래, 냉이, 생부추, 생미나리

5. 뿌리식물류: 연근, 우엉, 죽순, 생마, 생더덕, 생도라지, 생무, 고구마

6. 밑반찬류(냉장 보관): 미역무침, 파래무침, 젓갈류, 장아찌류, 깻잎절임

7. 해산물류: 김, 흰살 생선회, 생굴, 고등어, 꽁치, 생멍게, 민물고기

8. 육류: 삼겹살, 족발, 돼지머리 눌린 고기, 소머리 눌린 고기, 치킨

9. 과일류: 배, 참외, 바나나, 귤, 오렌지, 망고, 사과, 유자

10. 명절음식류: 잡채, 파전, 고기전, 육포, 산적, 건어물

11. 간식류: 떡, 찹쌀떡, 떡볶이, 순대, 튀김, 바게트

12. 장류: 청국장, 매운 고추장, 카레, 짜장

체증치유음식

1. 곡류와 견과류: 현미, 찹쌀, 팥, 검은깨, 잣

2. 반찬류: 샐러드, 피클, 생강절임, 락교, 양파절임

3. 나물류: 시금치, 데친 부추, 브로콜리, 양상추

4. 뿌리식물류: 당근, 양파, 생강, 익힌 산마, 삶은 무, 대파뿌리, 쪽파뿌리

5. 밑반찬류(요리 후 즉시 섭취): 멸치볶음, 삶은 두부, 어묵

6. 해산물류: 검은살 생선회, 삶은 굴, 참치회, 참치, 민물고기탕

7. 육류: 소살코기, 등심, 안심, 오리고기, 양고기

8. 과일류: 딸기, 포도, 감, 키위, 수박, 복숭아, 체리, 앵두, 자두

9. 죽류: 팥죽, 검은 깨죽, 산마죽, 전복죽, 흰죽, 야채죽, 송이죽

10. 간식류: 카스테라, 케이크, 초콜릿, 어묵, 오뎅, 크림빵

11. 장류: 낫토, 겨자, 발사믹식초, 와사비, 초장

체증의 음식치료는 우선 트라우마에 대한 음식물이 무엇인지 찾아내는 것이 중요하다. 그다음에는 체증별 음식치료를 하는 것이 효과적이다.

모든 사람에게 체증을 유발하는 음식은 없다. 누군가에는 아주 좋은 음식이 누군가에는 체증유발음식이 될 수 있다. 그래서 자주 체하는 사람은 음식물 일지를 기록하는 것이 효과적이다.

자신이 무엇을 먹고 있는지 기록하고 체증을 유발하는 스파이 음식을 찾아내어야 한다. 믿었던 사람이 배신을 하듯이 좋아하는 음식물에도 반드시 스파이가 있기 때문이다.

체증별 음식치료는 자신에게 체증을 유발하는 스파이 음식을 찾아내면 매우 쉽다.

음식에도 궁합이 있어 체증을 풀어주는 음식의 성분이 따로 있기 때문이다. 물론 가장 좋은 방법은 소식(적게 먹는 것), 단순식(메뉴가 단순한 것), 다작식(오래 씹어 삼키는 것)을 지켜 체증을 예방하는 것이다.

체중별 음식치료

체중은 기본적으로 몸이 거부하는 음식이 소화관을 막는 중세이다.

식도와 위장을 비롯한 소화관이 특정 음식에 보이는 거부반응이 곧 체증으로 나타난다. 그래서 급체를 비롯한 체증에 걸리면 일단은 어떤 음식을 먹었는지가 중요하다. 특정 음식의 성질에 따라 음식치료가 될 수 있기 때문이다. 예를 들면, 차가운 돼지고기를 먹고 체했을 때 감초나 팥, 새우 같은 따듯한 음식으로 치유하는 것과 같다. 반대로 차가운 음식을 먹고 체했을 경우엔 따뜻한 음식으로 중화하는 것이 음식치료가 된다.

돼지고기를 먹고 체했을 때

감초

1. 감초 15~20g을 잘게 썰어 진하게 달인 후 하루에 2~3번 나누어 먹는다.
2. 감초는 맛은 달고 성질은 온화하며 심장과 폐, 비장, 위에 고루 작용한다. 비장과 폐의 기를 보충하는 작용을 하므로 볶아서 먹으면 속을 편안하게 한다. 생으로 복용하면 해독작용과 함께 다른 약들의 효과를 조절해주는 작용을 가지고 있다. 또한 심장기능을 강화하고 간 보호작용, 기침과 가래를 멎게 하는 작용, 항알레르기 및 항균 효과 등을 가지고 있다. 그 밖에도 몸이 허약하고 위경련과 위염, 기관지염, 간염과 인후두염, 변비와

습진 등에 일정한 효능을 나타낸다.

3. 돼지고기의 찬 성질을 중화시켜 소화관을 따뜻하게 해 체기를 내린다.

붉은팥

1. 붉은팥 20~50g을 볶은 후에 끓는 물에 넣어 달여 하루에 2~3번 나누어 먹는다.

2. 팥은, 맛은 달고 시며 성질은 온화하여 소변을 잘 나오게 해 부종을 없애준다.
   고름을 제거하며 해독작용이 있다. 또한 혈액순환을 촉진하고 각기, 부종, 황달, 당뇨병 등에 일정한 효능을 가지고 있으며 간경화로 복수가 찼을 때 좋다.

3. 붉은팥은 모든 육류에 의한 체중에 효과가 있다 특히 비타민 B1, B2 등이 많이 함유되어 있어 각기를 예방, 치료하는 데 좋다.

새우

1. 생 새우국을 끓여서 먹거나 마른 새우를 약한 불에 볶아서 가루 내어 한 번에 한 숟가락씩 더운물에 타서 먹는다. 새우젓국을 한두 숟가락 복용한다.

2. 소화를 도와 고기를 먹고 체하는 것을 방지한다.

3. 성질은 따뜻하고, 맛은 달고 짜다. 간장, 신장, 비장의 기운을 돋운다. 온몸의 혈액순환을 돕고 떨어진 기력을 회복시켜 양기를 북돋아준다. 신장의 양기를 강하게 한다. 식욕을 증진시키고 체증으로 인한 담적을 제거하는 작용이 있다.

쇠고기를 먹고 체했을 때

배

1. 그대로 먹거나 즙을 내어 마시거나 엿처럼 만들어서 먹기도 한다. 배 2개를 강판에 갈아 즙을 내어 한 번에 먹는다.
2. 달고 신맛이 있으며 성질이 차갑다.
3. 폐와 위에 작용을 한다. 열을 내리고 체액의 생성을 도와주기 때문에 열이 나고 갈증이 나는 데 좋다. 가래를 제거해 주기도 한다.

동규자(아욱씨)

1. 동규자(아욱씨)를 끓여 먹는다.
2. 아욱의 씨를 말린 것으로 성질은 달고 차다.
3. 방광에 작용을 하고 기운을 아래로 내려서 소변과 대변을 잘 보게 해준다.

계란을 먹고 체했을 때

마늘

1. 생마늘 2~3알을 씹어 먹는다.

2. 마늘은 맛은 맵고 성질은 따뜻하며 비장과 위에 좋다.

3. 기를 잘 순환하게 하며 비위를 튼튼하게 하고 감기와 오한에 일정한 효능
   이 있다. 마늘의 성분 중 하나인 알리피드는 심박동을 느리게 하고 심장
   수축력을 강하게 한다. 또한 모세혈관 확장의 작용을 가지고 있어 체증
   때문에 나타나는 심장압박증에 효과적이다.

식초

1. 1~2숟가락을 한 번에 먹는다.

2. 식초는 성질이 따뜻하여 비장과 위에 좋다.

3. 기혈순환을 촉진하며 소화관을 따뜻하게 한다. 또한 간장의 기능을 활성
   화하여 체기를 내리는 효과가 탁월하다.

생선을 먹고 체했을 때

미나리, 쑥갓

1. 신선한 미나리, 쑥갓을 넣어 끓인 물을 마신다.

2. 미나리의 맛은 달고 매우며 성질은 서늘하다. 폐와 위에 작용한다. 이뇨

작용과 해열작용을 하고 갈증을 멈추게 한다. 항알레르기 작용, 해독작용
이 있어 부종 및 급·만성 간염, 고혈압 등에 효과가 있다.

3. 쑥갓은 위장의 소화를 돕고 담을 제거해주며 소변과 대변의 배설을 돕
   는다.

두부에 체했을 때

무즙

1. 무즙을 마시면 잘 내려간다. 생무로 즙을 내어 한 번에 한 잔 정도씩 하
   루에 두세 번 먹는다. 《본초강목》에도 두부를 먹고 중독된 데는 무탕으로
   해독하라고 나와 있다.

2. 무의 맛은 달고 매우며 성질은 따뜻하다. 폐와 위에 작용하는데, 소화를
   돕고 기가 치솟은 것을 내려준다. 담이 뭉친 것을 없애주며 해독작용도
   한다. 또한 항균작용과 식체, 가래, 소갈, 설사, 코피 등에도 어느 정도
   효능을 나타낸다.

3. 무의 사포닌 성분이 소화관을 따뜻하게 해 체증을 내리게 하는 효능이
   있다.

고사리

1. 마른 고사리 50g을 물에 달여 2~3번에 나누어 먹는다.

2. 고사리의 맛은 달고 성질은 차가우며 비장과 심장, 소장에 좋다. 해열작
   용과 장운동을 촉진하고 기가 거꾸로 치솟는 것을 내려주는 작용과 함께
   담이 쌓인 것을 풀어주는 작용을 한다.

3. 고사리는 적혈구 생성을 억제하고 혈소판과 백혈구를 감소시켜 점상 출혈
   을 일으키기도 하므로 다량으로 복용할 때에는 주의해야 한다.

곶감

1. 곶감 세 개를 달여서 한 번에 마셔도 효과가 좋다. 체기 때문에 꽉 막힌
   듯 답답할 때 쓰며, 오래된 식체에도 잘 듣는다. 하루에 세 번씩 달여 먹
   는다. 돼지고기를 먹고 체했을 때에도 매우 효과적이다.

2. 곶감은 맛은 달고 성질은 차가우며 폐를 건강하게 하고 설사를 멎게 하는
   효과가 있다. 또한 지혈효과가 있다. 각종 출혈증, 특히 각혈과 토혈, 소
   변과 대변에 출혈이 있을 때, 설사가 심할 때 효과가 있다.

국수나 면류에 체했을 때

생강

1. 생강즙을 내어 술에 타서 식후에 먹는다.

2. 생강은 맛이 맵고 성질이 따뜻하며 폐, 위, 비장에 좋다.

3. 생강은 몸을 따뜻하게 해 땀이 나 게 한다. 소화기를 안정시켜 복통과

구토증세를 없애는 작용을 가지고 있다. 또한 담을 없애고 가래와 기침을 멈추게 하는 효능을 가지고 있다.

찬 음식에 체했을 때

겨자와 꿀

1. 겨자를 불에 약하게 볶아서 부드럽게 가루를 내어 꿀에 반죽하여 한 번에 3~4g씩 하루 3번 식후에 먹는다.

2. 겨자의 맛은 맵고 성질은 따뜻하며 폐와 위에 작용한다. 폐를 따뜻하게 하여 차가운 성질의 담을 없애주고 부종을 가라앉혀준다. 위에서 소화액의 분비를 촉진하나 자극이 강하여 많이 복용하면 위염이나 구토의 증상이 나타날 수 있다. 하루에 3~6g을 쓴다. 음기가 약한 사람이나 몸이 화끈거리는 열증에는 쓰지 않는다.

3. 꿀은 달고 성질은 온화하며 폐와 비장, 대장에 좋다. 비위를 튼튼하게 하고 진통 및 해독효과가 있으며 장의 운동을 원활하게 하여 변비를 해소하는 효과가 있다. 또한 몸의 저항성을 높이고 상처를 빨리 아물게 한다. 항균작용, 위염, 구강염, 기관지염, 피부염, 고혈압과 세균성 설사에도 일정한 효능을 가지고 있다.

4. 위액분비를 촉진시키고 위를 덥혀주며 위장의 연동운동을 촉진시킨다. 위경련에도 매우 효과적이다.

회향(茴香)과 생강

1. 회향과 생강을 잘게 썰어 약한 불에서 누렇게 볶아 가루를 낸 다음 술로 반죽하여 한 알의 무게가 0.2g 정도 되도록 알약을 만든다. 이때 회향과 생강의 비율은 1:2가 적당하다.

2. 회향의 맛은 맵고 성질은 따뜻하며 방광과 신장, 위, 심장, 소장에 작용한다. 추위를 몰아내며 신장과 간의 기운을 북돋아주고 진통작용을 한다. 특히 복부의 냉통을 완화하고 위장 연동운동을 촉진하는 효능이 있어 찬 음식을 먹고 체했을 때 좋다.

3. 생강은 맛이 맵고 성질이 따뜻하며 폐, 위, 비장에 작용한다. 몸을 따뜻하게 하며 땀이 나게 한다. 또한 소화기를 따뜻하게 하여 복통과 구토증세를 없애는 효과가 있다.

4. 회향과 생강이 배합된 알약은 방향성 건위약이다. 찬 음식을 먹고 체한 데나 비위가 약해서 먹은 것이 잘 소화되지 않거나 복통이 있을 때 쓴다.

생강과 설탕

1. 생강 껍질을 벗겨버리고 깨끗하게 씻어서 절구에 짓찧어 물을 약간 넣고 깨끗한 천에 짜서 즙을 낸다. 그 즙에 설탕을 적당히 넣어서 한 번에 한 숟가락씩 하루에 세 번, 밥 먹기 전에 먹는다. 손발이 찰 때 복용하면 좋다.

술 마시고 체했을 때

가지 줄기

1. 가지 줄기를 잘라서 오래 끓여 갈증 날 때마다 마시면 매우 좋다.

2. 가지의 맛은 달고 성질은 서늘하여 해열과 진통작용과 혈액순환을 촉진
   하는 작용, 부은 것을 내려주는 효과가 있다.

3. 가지의 뿌리는 있고 대변출혈, 각기병, 만성 기관지염 등에 효과가 있고
   항균작용이 뛰어나다.

칡

1. 신선한 칡뿌리를 찧어 즙을 내어 한 번에 50ml씩 하루에 여러 번 먹거나
   500g을 물에 달여 3번에 나누어 식후에 먹는다.

2. 갈근(칡뿌리)은 맛이 달고 매우며 그 성질은 온화하고 비장과 위에 작용
   한다.

3. 양기를 돋우고 속을 따뜻하게 하여 설사를 없애주며 가슴이 답답하고 갈
   증이 나는 것을 치료하는 작용을 한다. 진액을 보충하고 발진과 같은 피
   부병, 감기, 당뇨병, 고혈압과 협심증 등에도 효능이 있다.

팥

1. 팥 10~20알을 날것으로 씹어 먹거나 50~100g을 삶아서 팥물과 함께

먹는다.

2. 팥은 맛은 달고 시며 성질은 온화하여 소변이 잘 나오게 한다. 부종을 없
애주고 고름을 제거하며 해독작용을 한다.

3. 팥에는 비타민 B1, B2 등이 많이 함유되어 각기병을 예방, 치료하는 데
좋다. 구역질이 나거나 토할 때도 효과가 있다.

녹두

1. 녹두를 볶아서 한 번에 30g씩 하루 3번 물에 달여 식후에 먹는다.

2. 녹두는 맛은 달고 성질은 차가우며 심장과 위에 작용한다. 해열과 해독,
이뇨작용을 한다. 여름철 더위 먹은 데, 부종, 각기병, 당뇨, 종기, 피부
염, 화상, 약물 및 중금속 중독 등에 효과가 있다.

3. 술을 마신 뒤에 소화가 잘 안 되고 머리가 무거우며 배가 아프고 설사할
때 먹으면 좋다.

오이

1. 생오이를 수시로 먹거나 오이덩굴을 찧어 즙을 내어 먹는다.

2. 오이는 맛은 달고 성질이 서늘하여 해열, 해독작용과 함께 이뇨작용을
한다.

3. 가슴이 답답하면서 열이 나고, 눈이 충혈되거나 아플 때에도 효과가 있다.

감나무잎

1. 감나무잎을 적당히 뜯어서 달여 먹으면 숙취를 해소한다.

2. 감나무잎은 맛은 쓰고 성질은 차가우며 폐에 좋다.

3. 폐의 기를 잘 통하게 하고 해수와 천식 등 기침을 멎게 하고 지혈작용을 한다. 또한 혈압강하, 콜레스테롤 감소, 혈액순환 촉진, 면역증강에도 효과가 있다. 고혈압과 동맥경화, 당뇨와 각종 출혈, 위장장애와 신경질환에도 효과가 있다.

물 마시고 체했을 때

1. 생미꾸라지 3~5마리를 끓여서 먹거나 추어탕 국물을 맑갛게 해서 마신다.

2. 미꾸라지의 성질은 따뜻하고 맛이 달다.

3. 미꾸라지는 뱀장어보다 인은 3배, 칼슘은 4배나 많으며 비타민 B2도 뱀장어보다 많이 함유되어 있다.

4. 비위를 강하게 하여 소화능력이 약한 사람이 먹으면 위장기능을 강화시켜 준다. 기운이 나고 소변을 시원하게 보도록 하는 효과가 있다.

가정식을 먹고 체했을 때

땅콩

1. 땅콩을 적당량 볶아서 먹는다.
2. 맛은 달고 성질은 평이하다. 폐와 위에 작용하여 폐가 건조한 경우에 진액을 공급해준다. 소아의 백일해나 폐결핵에 좋다. 기름기가 많아 생으로 먹으면 변비에 좋다.
3. 복부의 냉증을 제거하며 체기를 내린다.

좁쌀, 소금

1. 음식을 먹고 체해서 열이 오를 때 쓴다.
2. 좁쌀과 소금을 3:1의 비율로 섞어서 1~2일간 두었다가 불에 볶아서 가루를 내어 한 번에 한 숟가락씩 하루에 세 번 먹는다.
3. 3~5년 정도 묵은 좁쌀을 쓰는 것이 더 효과적이다.

이상의 음식치료는 오랜 경험으로 구전되고 있고 실제로 효과가 있다. 일상생활에서도 돼지국밥에 새우젓을 넣거나 숙취에 칡차를 마시는 등 흔하게 적용되는 방법이다. 음식별 궁합에 따라 적절히 처방하는 것이라 특별한 부작용도 없어 효과적이다. '정말 효과가 있을까?' 하고 의심하지 말고 실제 적용해보면 의외로 놀라운 효과를 볼 수 있을 것이다.

체중을 내리는 야채수프 건강법

야채수프는 9m 소화관 전체를 따뜻하게 함으로써 체중을 내려준다.

야채수프의 주재료는 흙에서 영양분을 흡수하는 뿌리식물이 좋다. 미네랄과 효소가 풍부하고 세포를 활기차게 하며 피를 맑게 하기 때문이다. 뿌리식물로 소화에 도움이 되는 종류로는 무, 우엉, 당근이 대표적이다. 그중에서 특히 곡류 중심의 식단을 지니고 있는 우리나라와 일본은 무와 우엉을 많이 섭취한다. 그 밖의 재료로는 무청과 표고버섯 등이 좋은데, 뿌리식물의 효능을 높여주는 작용을 한다.

무의 효능

《본초강목》 등을 보면 무 생즙은 소화를 촉진시키고 독을 푸는 효과가 있으며 오장을 이롭게 하고 몸을 가볍게 하면서 피부를 곱게한다고 했다. 또 무즙은 담을 제거하고 기침을 그치게 하며 속을 따뜻하게 하여 설사를 다스린다는 기록도 있다.

무는 체중에도 매우 효과가 있다. 과식을 했거나 밀가루 음식을 먹은 후 속이 거북하거나 체했을 때 천연소화제라고도 불릴 정도로 효과가 좋다. 조선 초기 의학서인 《향약집성방》에서는 수제비를 만들 때 무를 갈아서 함께 반죽하면 배부르게 먹어도 체하지 않는다 하여 무의 탁월한 효능을 뒷받침하고 있다.

무에는 탄수화물 분해효소인 디아스타제가 있어 밥이나 떡(곡식류)과 같은 탄수화물 음식을 주로 먹는 한국인의 소화를 도와준다. 또한 단백질 분해효소와 지방의 소화를 돕는 엘라스타제가 함유되어 있어 소화촉진 및 변비 예방에 도움을 준다.

그래서 예로부터 국수나 보리음식을 먹고 체했거나 고기를 먹을 때, 또는 식중독에 걸렸을 때 우리 조상들은 무를 즐겨 먹었다. 냉면에 무채가 올라가고, 메밀국수를 먹을 때 양념장에 무를 갈아 넣거나, 설렁탕을 먹을 때 깍두기와 함께 먹는 것도 이 때문이다. 고기를 먹을 때에도 상추에 싸 먹는 것보다 얇게 썰어놓은 무에 싸 먹으면 소화가 잘되며, 위에 부담도 적다. 무는 삶아서 먹으면 담증을 없애주고 식적(食積)을 제거하여 준다.

우엉의 효능

우엉을 요리에 넣어서 먹는 나라는 우리나라와 일본뿐이다. 중국에서는 주로 약재로만 사용한다. 일본에서는 오래 전부터 우엉을 많이 먹으면 늙지 않는다고 하여 즐겨 먹었다. 우엉은 당질이 많은 알칼리성 식품으로 칼륨, 마그네슘, 아연, 구리 등 미네랄이 풍부하게 함유되어 있다. 또한 유아의 필수 아미노산 중 하나인 아르기닌 성분도 들어 있다.

아르기닌은 성장호르몬의 분비를 촉진하고, 강장효과가 있어 정신력과 체력을 강화한다. 철분도 많아서 빈혈을 방지하고 피부미용에도 좋다. 우엉 속의 당질에는 녹말이 적지만, 대신 다당분의 일종인 이눌린이 절반 가까이 포함되어 간의 독소를 제거하여 피를 맑게 해주고 신장기능을 향상시킨다.

이러한 우엉의 효능은 체중을 내리는 데 매우 도움이 된다. 우엉은 신진대사를 도와 노폐물을 제거하고 피를 맑게 하여 열을 내리기도 한다. 또한 성질이 차므로 평소 몸이 냉하거나 허약한 사람, 설사가 있을 때는 소량만을 섭취하는 것이 좋다. 표고버섯과 함께 사용하면 더욱 효과를 볼 수 있다.

당근의 효능

당근의 카로틴은 노화를 억제하는 효과가 있어 건강에 매우 좋다.

또 인체의 저항력을 강화시켜주고 체내 유해물질을 제거하여 심혈관질환, 당뇨병, 종양 등 여러 가지 만성병에 효과가 있다. 한방에서는 병을 앓고 난 후 종아리가 매우 가늘어지는 병인 학슬풍을 치료하는 약재로 쓴다. 이질, 백일해, 해수, 복부팽만에 효과가 있고 구충제로도 사용한다. 당근은 생즙을 내어 먹으면 급성 위염에도 효과가 있다. 또한 밀가루 음식을 먹고 체한 데에도 당근을 갈아 그 생즙을 한 대접 마시면 낫는다. 한 번 마셔서 안 될 경우에는 몇 번 되풀이하면 효과가 좋다.

표고버섯의 효능

표고버섯은 성질이 차고 맛이 달다. 소화기관을 튼튼하게 하는 데 효과가 있어서 식욕부진, 소화불량, 유즙부족 및 신체가 피곤할 때에 복용한다. 표고버섯은 인체에 작용하여 인테페론이라는 물질을 만들 수 있어 암의 치료제, 바이러스 병의 특효약으로 각광받고 있다.

표고버섯은 면역기능을 강하게 하기 때문에 여러 가지 종류의 면역기능 저하의 질병에 쓰일 수 있다. 또 균 억제나 혈당량을 낮추는 데도 효능이 있다. 표고버섯은 몸이 찬 사람은 많이 먹어서는 안 된다. 또한 표고버섯의 영양소들 중 당질을 제외하고는 단백질, 지질, 섬유 등은 소화율이 좋지 않으므로 설사를 자주하는 사람도 많이 먹지 않는 것이 좋다.

체증을 내리는 야채수프 만드는 법

기본 재료

물: 2.5L

무: 1/3개(200g)

무청: 5잎(우엉과 표고버섯의 찬 성질을 중화시키는 효과)

당근: 1/2개(100g)

우엉: 1/4개(50g)

표고버섯: 2개(자연 건조한 것)

재료 손질

1. 무, 당근, 우엉은 껍질째 흙만 씻어내고 넣는다.

2. 무청과 표고버섯은 씻어서 넣는다.

3. 표고버섯은 햇빛에 말린 것을 사용한다.

4. 무청은 여름에는 생잎, 겨울에는 말린 시래기를 사용한다.

5. 재료를 잘게 썰어서 유리용기에 넣는다.

조리하는 법

1. 조리 및 보관 시에는 유리용기를 사용한다.

2. 높은 불로 10분 정도 끓이다가 낮은 불로 50분 정도 더 가열한다.

3. 가열할 때 뚜껑을 열면 주요 성분이 날아가기 때문에 절대 열지 않는다.

4. 충분히 가열한 후에 건더기는 짜내고 엑기스만 식힌 다음 유리병에 담

는다.

5. 완성된 야채수프는 냉장보관하고 공복에 200cc씩 하루에 4~5회 마신

다.

야채수프와 함께 체중을 내리는 마즙

마의 효능

마는 달고 성질이 따뜻하다. 마에는 노화를 방지하는 물질과 소화기능을

촉진시키는 전분, 아밀로스, 콜린, 사포닌, 미네랄이 풍부하게 함유되어 있다. 소화촉진, 콜레스테롤 제거, 혈압조절, 해열효과가 있고 변비, 설사, 소화불량에 도움이 된다. 또 마의 끈끈한 점액질에는 소화효소와 단백질의 흡수를 돕는 뮤신 성분이 들어 있다. 뮤신은 위산이 위를 공격하지 못하도록 보호하는 역할을 한다. 따라서 마를 먹게 되면 위벽을 보호할 수 있고, 소화성 궤양을 예방할 수 있다. 위궤양 예방치료와 소화력을 증진하는 효과가 있다. 또한 마는 칼륨이 풍부해 소금의 독을 해소하고 췌장의 인슐린 분비를 촉진한다. 칼륨 성분이 인슐린 분비를 촉진해서 세포에 영양분을 공급하여 활기를 준다. 이 때문에 마는 체중을 내리는 효과가 탁월한 식품이다.

마즙 만드는 법

1. 마를 잘게 썰고 갈아서 즙을 만든다.
2. 하루에 1~2회에 걸쳐 야채수프를 마시고 1시간 후에 섭취한다.

이상의 야채수프는 체중을 내리는 데 매우 효과가 있다.

특히 만성체중으로 인해 오랫동안 고통을 받은 사람들에게서 공통적으로 발견되는 영양결핍을 해소하고 소화기관을 정상화하는 작용력이 뛰어나다. 오랫동안 야채수프를 먹게 되면 가벼운 만성체중은 저절로 해소된다. 그러나 오래된 만성체중에는 당장 빠른 효과를 기대하기는 어렵다. 따라서 체질을 개선하는 것부터 목표로 하는 것이 좋다.

필자는 심각한 만성체증으로 소화기의 시스템 장애가 심각한 사람들을 대할 때면 꼭 야채수프를 추천한다.

거의 20년을 만성체증 때문에 죽음의 문턱에 서 있던 한 여성은 야채수프의 전도사가 되었다. 그녀는 체증으로 두통, 어지럼증, 심한 염증과 피부건조증, 소화불량 등 물 한 모금도 마실 수 없는 최악의 상황에서 야채수프로 큰 효과를 얻었다. 거짓말처럼 그 많은 증세가 사라졌고 체증도 서서히 자연치유가 되기 시작한 것이다. 그 후, 그녀는 야채수프의 전도사가 되어 암환자를 비롯한 난치와 불치병으로 고통을 겪는 사람들이 자연치유를 할 수 있도록 도움을 주고 있다.

야채수프는 암을 비롯한 온갖 난치와 불치병에 도움이 된다. 특히 난치와 불치병의 원인인 체증을 치유하는 데 뚜렷한 효과가 있다. 대부분 자연치유는 소화기를 정상화하는 것을 기본으로 한다. 그렇기 때문에 체증에 의한 암, 신장질환, 간질환, 당뇨, 등의 불치와 난치병에 야채수프는 탁월한 효과가 있다.

야채수프의 무, 무청, 당근, 표고버섯의 성분은 환상적인 시너지 효능을 발휘한다. 만성체증이 있다면, 쉽게 구할 수 있는 재료로 최적의 효과를 볼 수 있는 야채수프를 꾸준히 섭취하는 것이 바람직하다.

집에서도 쉽게 만들 수 있는 자연치유 음식

체중에 효과적인 식품으로 쌀차가 있다.

쌀차는 숭늉과 달리 가마솥에 밥을 하지 않아도 즉시 만들 수 있는 이점이 있다. 체증이 있다는 것은 일단 9m의 긴 소화관이 차다는 것을 의미한다. 그래서 따뜻한 차를 음용하여 소화관을 따뜻하게 해주면 효과가 좋다. 쌀차는 소화관을 따뜻하게 해주는 효과가 있고, 죽보다 훨씬 만들기 쉽다.

급체에 도움이 되는 차는 팥차와 모과차이다. 팥차는 부종을 내려주고, 하복부가 튀어나오거나 속이 그득한 증세에 이롭다. 또 막힌 기를 통하게 하고 비장과 위장을 건강하게 해서 체증해소에 도움이 된다. 모과차는《동의보감》에도 나와 있을 만큼 토사와 급체를 잘 다스려준다. 따뜻하게 해서 섭취하면 매우 효과적이다.

체증을 내리는 쌀차나 팥차, 모과차를 마실 때 주의해야 할 점은 찬 성질의 차를 함께 마시지 말아야 한다는 것이다. 차가운 성질의 차에는 녹차, 보리차, 결명자차 등이 있다. 녹차는 성질이 차서 복부를 차게 한다. 보리차는 여름철 갈증이 심할 때, 더위를 식혀주는 효과가 있다. 또 결명자차는 대장의 열을 식히는 효과가 있다. 그러나 이런 차들은 체증을 가중시키기 쉽다. 만성체증에 걸린 사람들은 대부분 녹차, 보리차, 결명자차를 좋아한다. 그들의 가슴과 입안이 뜨거워 우선은 시원한 맛을 원하기 때문이다. 그러나 이 차들은 입안과 혀는 식히겠지만 식도와 위의 온도는 낮춘다. 체증은 소화관이 차가워져서 생기는 증세이므로 찬 성질의 음식은 절대 금물이다.

쌀은 모든 곡류 중에서 가장 따뜻한 성질을 지니고 있다. 그래서 쌀차가 체증에 효과적이다. 실제 심각한 체증에 걸린 사람이라고 할지라도 쌀차를 마시면 금방 속이 편안해지는 것을 느낄 수 있을 것이다.

쌀차 만드는 법

1. 라면을 끓이듯 먼저 물을 냄비에 넉넉히 넣고 끓인다.

2. 물이 펄펄 끓으면 씻어놓은 쌀을 한 줌 넣는다.

3. 보리차를 끓이듯 오래 끓인다.

4. 미음보다는 연한 상태에서 열을 서서히 식힌다.

5. 쌀차가 떨어지면 다시 물을 넣어 우려서 마신다.

6. 2번 정도 물을 넣어 우려낸 다음 불은 쌀은 먹는다.

쌀차를 마신 후에 어느 정도 체기가 가시면 체증에 좋은 국거리를 만든다.

국거리는 성질이 따뜻하면서도 영양가가 높은 것이 좋다. 체증에 걸렸을 때 가장 심각한 증세가 무기력 증세이다. 체증은 소화기관을 무기력하게 하기 때문에 연쇄적으로 두뇌와 오장육부의 기능을 저하시킨다. 따라서 두뇌 회전이 느려지고 온몸에서 힘이 빠진다.

그럴 때 가장 효과적인 방법은 차가워진 소화기관을 따뜻하게 하여 시스템이 정상적으로 작동되도록 도와주는 일이다. 차갑게 식어가는 소화관을 따뜻하게 하는 것이 급선무이기 때문이다. 소화관이 따뜻해지면 다시 기혈순환이 되며 힘이 난다. 이때 생체리듬을 빨리 복원시킬 수 있는 음식이 비교적 열량이 높은 국이다. 그래서 쌀차로 소화기관의 시스템을 어느 정도 안정시켰다면 열량이 높은 재료로 국을 끓여 먹는 것이 중요하다.

체증 때문에 떨어진 원기를 회복시키는 국거리

쇠고기무국

1. 재료는 무, 쇠고기 사태와 양지(1:1 비율), 죽염, 기름 제거용 거즈 3장이다.

2. 끓는 물에 무를 넣고 높은 불로 30분 가열 후에 낮은 불로 2시간 가열한다.

3. 쇠고기는 낮은 불로 1시간 정도 끓인다.

4. 충분히 가열한 후에는 죽염으로 간을 하여 따뜻할 때 섭취한다.

5. 고기는 얇게 썰어서 조금만 먹는다.

홍합미역국

1. 재료는 홍합, 돌미역, 죽염이다.

2. 미역의 영양 성분이 파괴되지 않게 먼저 미역을 기름으로 볶은 후 높은 불로 30분 끓인다.

3. 홍합은 펄펄 끓는 물에 넣어서 낮은 불로 2시간 우려낸다.

4. 충분히 가열한 후에는 죽염으로 간을 하여 따뜻할 때 섭취한다.

5. 홍합의 살은 근육을 발겨내고 연한 것만 가려 먹는다.

사골곰탕

1. 재료는 사골뼈, 죽염, 거즈 3장이다.

2. 사골뼈를 넣고 높은 불로 10분 가열 후 핏물을 제거한다.

3. 사골뼈를 다시 넣고 높은 불로 30분 끓인 후에 낮은 불로 6시간 우려낸다.

4. 충분히 가열한 후에 죽염으로 간을 하고 거즈 3장으로 기름기를 제거한다.

5. 파와 죽염으로 양념을 한 후에 밥을 조금 말아서 먹는다.

전복미역국

1. 재료는 살아 있는 전복, 돌미역, 죽염이다.

2. 돌미역을 넣고 높은 불에서 볶다가 물을 부어 끓인다.

3. 물이 끓을 때 전복을 통째로 넣고 2시간 가열한다.

4. 충분히 가열한 후에 죽염으로 간을 한다.

5. 전복은 꺼내어 얇게 썰어 다시 넣어 밥과 함께 먹는다.

매생이굴국밥

1. 재료는 매생이, 생굴, 죽염이다.

2. 매생이와 생굴을 넣고 높은 불로 30분 가열한다.

3. 낮은 불로 2시간 가열하여 매생이와 굴의 성분을 우려낸다.

4. 충분히 가열한 후에 죽염으로 간을 한다.

5. 국에 밥을 조금 넣고 굴은 힘줄은 가려내어 먹는다.

이상의 국들은 체증에 매우 효과적이다. 급체이거나 만성체증이라고 해도 이 국거리는 소화기관을 따뜻하게 하며 체기를 내리는 효과가 있다.

흔히 체증에 걸리게 되면 음식에 대한 공포를 느낀다.

"무엇을 먹어야 하죠?"

맛있게 먹은 음식이 급체가 되어 엄청난 고통을 겪은 사람들이라면 누군들 그런 두려움을 갖지 않을 수 있겠는가? 심지어 심한 체증으로 공황장애까지 된 사람은 아예 음식 자체에 대한 거부감을 가지기도 한다. 어떤 음식을 대하게 되면 먹어야 할지, 먹지 말아야 할지부터 고민한다.

급체가 만성체증으로 발전하면 어떤 음식을 먹어도 대개는 다 체한다.

인터넷이나 책에는 배추김치나 깍두기가 체증에 도움이 된다는 이론도 있다. 맵고 짜게 먹어서 체증에 걸렸는데도 그 음식들을 찬양하는 내용이 적지 않다. 체증에 대한 정확한 원리를 모르고 하는 말이다. 체증이 심하면 맵고 짠 음식은 무조건 금물이다. 혀와 식도가 원하는 담백한 맛의 음식이 최고이다. 위의 국거리는 온화한 성질의 중화되고 담백한 음식들이다. 심각한 체증에 걸려도 체기를 일으킬 만한 성분은 없다.

체증 때문에 먹거리를 심각하게 고민하는 사람들에게 위의 국거리를 추천한다. 단, 일본식 미소된장처럼 소량만 섭취하는 것이 바람직하다. 작은 그릇에 국을 담고 식도가 협착되지 않도록 조금씩 섭취하며 음식물을 먹는 것이 좋다. 그렇게 하면 혀와 식도가 원하는 맛, 담백한 맛과 온화한 성질의 음식을 먹게 되기 때문에 체기를 내리는 효과가 있다. 좋은 국거리만으로도 충분히 체기를 내리고 건강해질 수 있다는 것이다.

체증을 극복하는 자연치유 식단

체증으로 고통받는 분들의 식단을 연구해보면 대개 체증을 유발하는 식단을 좋아하고, 체증유발음식을 즐긴다. 특히 심각한 체증에 걸린 사람들 중에는 산나물 예찬론자들이 많다. 그다음으로 빵과 피자, 치즈 등과 같은 탄수화물 중독 증세를 가진 사람들, 맵고 짠 음식 예찬론자들, 기름진 음식을 좋아하는 사람들 순이다.

급체를 비롯해서 만성체증으로 힘드신 분들은 나름대로 식단에 신경을 많이 쓴다. 체하지 않으려고 오래 씹고 운동도 적당히 하며, 건강식품도 잘 챙겨 섭취한다. 그런데 왜 그들은 더욱 심한 체증의 늪에 빠지게 되는 것일까?

우선은 체증에 걸리면, 아이러니하게도 체증유발음식만 찾을 수밖에 없는 체질이 된다.

그들은 대개 소화도 안되고 피곤하고 기운이 없기 때문에 맵고 짠 자극성 음식이나 당분 혹은 지방질이 많은 음식을 찾는다. 그런데 문제는 그런 음식들이 우리의 몸을 망치는 체증유발음식이라는 것이다.

"무엇을 먹으면 체증에 걸리지 않을까요?"

나는 그들에게 이런 질문을 받을 때마다 단호하게 말한다.

"순수하고 담백한 맛을 선택해야 체증에 걸리지 않습니다. 김치류나 산나물류 등 맵고 짠 음식은 가급적 드시지 않는 것이 좋습니다. 맵고 짠 음식을 먹게 되면 체증에서 벗어날 수 없습니다."

그러면 대개의 사람들은 이렇게 반문한다.

"한국인이 김치나 산나물 없이 어떻게 밥을 먹습니까? 먹어도 먹은 것 같지 않을 텐데, 어떻게 합니까?"

우리나라의 건강상식 대부분이 김치나 된장찌개 등의 발효식품을 덮어놓고 찬양하기 때문에 그들의 의식을 바꾸는 것은 쉽지 않다. 그러나 체증에 걸린 사람들에게는 맵고 짠 음식은 절대 금물이다. 염분이 많이 들어간 짠 음식은 농업사회에서는 최적의 먹거리였다. 연간 3,000시간의 노동력이 드는 농사일을 할 때, 염분만큼 효과적인 성분이 없었다. 짠 맛은 들판에서 땡볕을 받고 일하는 농부들의 일사병을 방지한다. 또 매운 맛은 엔도르핀을 분비해 농사일로 지친 농민들이 힘을 낼 수 있게 했다.

그러나 지금은 농업사회가 아니다. 허리를 구부리고 손과 어깨를 많이 쓰는 육체노동을 할 일이 없다. 그런데도 음식은 더욱 맵게, 더욱 자극적으로 변하고 있다. 인스턴트 음식과 화학조미료가 발달하고, 현대인들의 정신적 스트레스가 가중되면서 이런 현상은 더욱 심화되고 있다. 맵고 짠 맛은 상체의 열을 높아지게 한다. 화학적으로 매운 맛은 몸에서 상승하기 때문에 가슴과 머리를 뜨겁게 한다. 그러면 상대적으로 배와 다리는 차갑게 된다. 체증에 걸리는 최적의 조건이 되는 것이다.

그런데도 체증에 시달리는 사람들은 끊임없이 더 자극적인 음식을 먹는다. 변하려고 마음먹으면 언제라도 바꿀 수 있다. 자연치유의 시작은 바로 우리가 일상에서 섭취하는 식단이다. 우선 식단부터 체증에 걸리지 않는 순하고 담백한 맛으로 바꾸어보자.

체증의 자연치유 식단

균형적 식단의 원칙

메뉴: 과일 2종류, 야채 3~5종류, 단백질1~3종류, 전분 1종류로 한다.

구성: 되도록 한 가지 곡류만 섭취하고 반찬은 2가지만 정한다.

식재료: 재료의 50~60%는 자연식품을 사용한다.

식단의 법칙

1. 순하고 담백한 맛을 기본으로 할 것.

2. 튀김류 및 기름을 사용한 음식을 배재할 것.

3. 최소한 30분~1시간 동안 씹으며 대화할 것.

4. 몸이 차가운 느낌이 있으면 부분단식을 할 것.

5. 바른 자세로 고개를 지면과 90도 각도로 세우고 식사할 것.

6. 육류는 지방질 없는 살코기 부분만을 섭취할 것.

7. 질감이 부드럽고 연한 메뉴만을 주로 섭취할 것.

8. 단단하고 거칠며 질긴 메뉴는 섭취하지 말 것.

9. 식사시간에는 가급적 다른 생각을 하지 말 것.

아침식단

간소하게 하거나 부분단식으로 사과당근주스 혹은 야채수프를 마시는 것으로 충분하다.

점심과 저녁식단

점심과 저녁식단은 아래의 표를 참고해보자.

		월요일	화요일	수요일	목요일	금요일	토요일	일요일
아침		간소하게 먹을 것 예) 사과당근주스 혹은 야채수프						
점심	식사	야채샐러드, 쌀밥 반 공기						
		구운 감자, 시금치 무침	삶은 아스파라거스	삶은 완두콩, 멸치볶음	발사믹 식초, 시금치 무침	구운 감자, 순두부, 멸치볶음	삶은 브로콜리와 초장	레몬과 올리브유 드레싱 첨가, 시금치무침
	식후	모과차						
저녁	육류	쇠고기, 양고기 스테이크, 혹은 조기, 가자미, 광어, 갈치						
	국거리	쇠고기무국, 홍합미역국, 사골탕, 전복미역국, 매생이굴국밥						
	전분	칼국수, 비빔국수, 부드러운 빵, 토스트, 케이크 한 조각						

〈체중의 자연치유 식단표〉

판다곰은 일생을 대나무잎만을 먹고 살지만 아름다운 털빛을 뽐낸다. 동물들의 털 빛깔은 곧 영양 상태를 나타내기 때문에 영양부족이나 문제가 없음을 알 수 있다.

그뿐 아니다. 세계 3대 장수촌의 100세 청년 같은 노인들의 식단은 단순하기 짝이 없다. 그리고 육식을 절제하는 것을 알 수 있다. 식사할 때 소식, 단순식 그리고 다작식을 지키고 메뉴의 변화를 통해 균형식을 하면 소화기관에 무리가 가지 않기 때문에 몸속 건강이 좋아지고 장수할 수밖에 없는 것이다.

어린이 체중증후군과 키 크기의 비밀

"밥 안 먹어!"

아침마다 집 안에서 흔히 볼 수 있는 풍경이다. 밥을 먹이려는 엄마와 이를 거부하는 아이들로 늘 전쟁이다. 아이는 과자를 주면 먹지만 밥은 거부한다. 애가 타다 못한 어머니가 밥그릇과 숟가락을 들고 따라다니면서 먹인다. 겨우 입에다 밥을 넣었는데, 아이는 씹다가 뱉어버리기도 한다.

대부분의 엄마들은 아이가 왜 그러는지 모른다. 입이 짧다거나 비위가 약하다는 식의 상식만 믿고 있다. 밥을 잘 먹지 않는 것이 집안 내력인 것처럼 치부하기도 한다.

밥 잘 먹는 아이를 키우는 부모들은 속 타는 심정을 이해하기 어려울 것이다. 그러나 밥을 먹지 않고 과자나 단것만을 찾는 아이를 키우는 부모의 입장은 답답하기만 하다. 그렇다고 뾰족한 방법도 없다. 무엇이 아이들로 하여금 그토록 밥을 거부하게 만들까?

식욕부진과 체중증후군의 원인과 증세를 비교해보면 그 이유를 알 수 있다.

식욕부진의 원인과 증세

아이들이 식욕이 없는 이유는 주로 어른들보다 비위가 좋지 않기 때문이다. 또 아이들에게 억지로 밥을 먹이려는 과정에서 엄마로부터 심리적인 충격을 받은 것이 원인이 되기도 한다. 이를테면 밥을 먹이면서 심하게 야단을 친다든가 억지로 먹여 체한다든가 하는 것들이다. 주요 증세는 다음과 같다.

1. 얼굴색이 좋지 않고 몸이 야윈다.
2. 몸무게가 늘지 않고 키가 자라지 않는다.
3. 잦은 감기나 알레르기에 노출되며 기운이 약하다.
4. 배가 차갑고 '꾸르륵' 하고 소리가 난다.
5. 변비와 설사가 많고 음식 탈을 잘 일으킨다.

6. 편식이 심하고 잘 토하며 구역질을 자주한다.

7. 짜증을 잘 내고 단것을 좋아한다.

소아 체증의 원인과 증세

아이들의 체증도 어른들과 마찬가지로 편식, 과식, 폭식 등 잘못된 식습관이 주요 원인이다.

주요 증세는 다음과 같다.

1. 머리가 자주 아프고 어지러움을 느낀다.

2. 속이 메스껍고 구토증을 느낀다.

3. 아랫배가 볼록 튀어나오거나 자주 배가 아프다고 한다.

4. 트림을 자주 하며 입냄새가 심하다.

5. 방귀를 잘 뀌고 대변냄새가 심하다.

6. 건선이 잘 생기고 두드러기나 열꽃이 잘 핀다.

7. 짜증을 많이 내고 잘 드러눕는다.

식욕부진과 체증을 비교해보면, 서로 증세는 다르지만 비슷한 점이 많다. 일반적으로 식욕부진은 선천적 혹은 후천적으로 비위가 좋지 않기 때문에 나타난다고 믿는다. 하지만 식욕부진의 근본적인 원인은 체증의 원인과 비슷하다. 다시 말하자면 식욕부진의 원인은 체증의 초기 증상과 이어져 있다는 것이다.

아이들은 태어나서 모유를 먹고 나서 트림을 시키지 않으면 먹은 것을 토한다. 그만큼 어린이의 소화관은 매우 예민하다. 비위가 약하거나 소화관이 선천적으로 차가운 어린이는 무자각체증일 가능성이 높다. 특히 밥을 심하게 거부하는 어린이는 체증에 걸렸을 확률이 매우 높다. 어린이는 기혈의 순환이 잘되고 소화흡수력이 좋기 때문에 가벼운 체증은 그 증세가 드러나지 않을 뿐이다.

증상이 식욕부진뿐이라면 심각한 무자각체증 증세는 아니다. 그러다가 체증이 심해지면 성인들의 체증처럼 아랫배가 볼록 나오거나 위산과다로 인한 복통을 호소하는 등 그 증상이 구체적으로 나타난다.

어린이에게 체증의 증세가 구체적으로 나타나면 심각한 영향을 미칠 수 있다. 정서적 불안 및 성격장애, 행동인지장애까지 발생할 수 있기 때문이다. 착하고 순수하던 어린이가 어느 날 갑자기 성격이 포악해지고 정서장애를 보이면 체증 때문인 경우가 많다. 대부분 인지를 못 할 뿐이지 흔한 경우다. 대표적으로 나타나는 것이 비염, 아토피, 성격장애, 행동장애, 무기력증, 성장호르몬장애 등이다. 일단 체증을 앓고 있으면 성장호르몬이 잘 분비되지 않아 키가 잘 자라지 않기도 한다.

그러나 대부분의 부모들은 어린이의 체증에 대해서는 무지하다. 그도 그럴 것이 인터넷 자료, 의학 논문, 책에도 어린이 체증에 관한 내용은 없기 때문이다. 체증을 연구하면서 의외로 많은 어린이들이 체증으로 고생하고 있다는 것을 알았다.

그중 원인 모를 복통과 호흡기장애로 구급차에 실려 가기도 했다는 한 소녀는 언제 죽을지 모른다는 심한 불안감까지 가지고 있었다. 갑자기 불안과 초조감, 호흡곤란이 생기고 공황장애를 겪었던 것이다. 음식을 통한 자연치유법과 운동법을 병행해 금세 낫기는 했지만 그동안 겪었을 고통을 생각하면 안타깝다. 조금만 빨리 체증을 치유했으면 그런 고통까지는 안 당했을 텐데 말이다.

체증 자체는 병이 아니다. 소화기관의 문제 때문에 생기는 일종의 증세다. 따라서 원인을 정확히 파악하고 그에 맞는 치료를 하면 금세 정상으로 돌아올 수 있다. 특히 어린이들은 더욱 빨리 회복될 수 있다.

식욕부진 혹은 체증증후군을 앓는 아이의 자연치유법

1. 아침은 야채수프나 주스 등으로 간단하게 먹인다.

2. 저녁식사 후 잠들기 3시간 전에는 음식을 먹이지 않는다.

3. 체증을 유발하지 않는 담백한 음식을 따로 준비한다.

4. 복잡한 식단보다는 아이가 좋아하는 자연식으로 간소한 식단을 차린다.

5. 인스턴트식품이나 단맛 위주의 음식을 절제시키고 죽염을 소량 먹인다.

6. 식사 30분 후에 등을 두드려주고 배를 따뜻하게 해 소화작용이 잘 일어
   나도록 유도한다.
7. 식후 1시간 이내에는 절대로 드러눕지 못하게 하고 산책이나 운동을 시
   킨다.

　이상의 원칙만 제대로 지켜도 식욕부진이나 초기 체증은 금세 호전된다. 조그만 관심이 아이의 건강은 물론 성격에도 커다란 영향을 끼친다. 내 아이가 이유 없이 음식을 거부한다고 생각되면 우선 체증을 의심해보자.

체중을 치료하는
경락과 기공요법

CHAPTER7

체증을 치료하는 경락과 기공요법

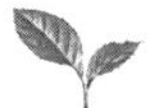

엄지손가락 따기는 급성체증의 응급조치

필자는 어릴 때부터 얹히거나 체하면 엄지손가락 따기는 필수코스였다.

엄지손가락 중간쯤을 실로 감고 손톱아래를 따면 순간적인 아픔은 느껴지지만 체증은 빠르게 사라졌다. 따끔한 순간, 손을 훑고 검은 피를 보면 곧 체기가 사라지는 느낌이 들었다.

급체했을 때 엄지손가락을 따본 경험은 대부분 있을 것이다. 그렇게 엄지손가락을 따서 체기를 가라앉히는 방법은 일명 '따기요법'으로 우리 조상들의 지혜와 경험이 축적된 훌륭한 자연치유법이다. 집에서도 쉽게 할 수 있으며 효과가 좋다. 따기요법은 바늘이나 침으로 몸의 말단을 자극하거나 사혈

함으로써 기를 뚫어주는 방법이다. 소화제를 먹고 배를 쓰다듬는 것보다 훨씬 간단하면서도 효과는 더 좋다.

따기요법의 원리는 신체 말단에 자극을 줌으로써 교감신경과 부교감신경의 균형을 잡아주는 것이다. 실제 체증에 걸리면 교감신경과 부교감신경의 균형이 깨지므로 이를 바로 잡으면 효과가 바로 나타난다. 또한 따기요법은 사혈을 빼내어 막혔던 기운이 원활하게 돌도록 돕는다. 손가락을 따는 순간 통증과 동시에 인체의 전압과 혈압이 낮아져 순간적으로 근육이 이완되기 때문이다. 그러면 우리 몸속의 압력이 안정되고 기의 흐름이 원활하게 돼 식도에 막혔던 체물이 내려간다.

급체의 엄지손가락 따기요법

1. 가슴이 답답할 때는 양쪽 엄지손가락의 손톱 아래를 2번 딴다.

2. 급체가 심할 때는 열 손가락을 다 딴다.

3. 머리가 아플 때는 중지의 끝을 2번 따준다.

4. 배가 울렁거릴 때는 발가락 10군데를 다 딴다.

5. 배가 아플 때는 가운데 발가락 끝을 한 군데 따준다.

6. 윗배가 답답하면 엄지와 검지 사이의 합곡혈을 따준다.

7. 아랫배가 부풀면 엄지발가락과 검지발가락 사이 움푹 팬 곳에 있는 태충혈을 따준다.

엄지손가락 따기요법은 가슴이 답답할 때만 해당된다. 그 외의 다른 체증 증세가 심하게 나타날 경우에는 열 손가락을 다 따주어야 한다. 그리고 배가 울렁거리거나 하체에 힘이 빠질 때는 열 발가락을 다 따주는 것이 원칙이다.

따기요법은 정체되거나 식도에 음식물이 얹혀 있는 상태를 풀어주는 최선의 방법이다. 식도의 연동운동이 약화되고 혈액의 정체 현상이 일어날 때 즉각적인 효과를 볼 수 있다.

"심하게 체했는지 머리가 아프고 속이 메스껍고 어지러워요."

필자는 심한 급체로 고통을 호소하는 사람들에게 따기요법을 권한다. 그러나 가끔 그 효과를 의심하거나 실제로 피를 봐야 한다는 생각 때문에 망설이는 사람들도 있다.

"엄지손가락을 딴다고 진짜 좋아질까요?"

물론 경험을 해보지 않는 사람들은 그렇게 생각할 수 있다. 과학적으로 증명되지 않은 민간요법 정도로 치부하는 사람들은 더더욱 그렇게 생각할 수 있다. 그러나 따기요법은 실제로 효과가 있다.

"엄지손가락을 땄는데도 체기가 내려가지 않는데요? 어떻게 된 일입니까?"

필자는 그들에게 이렇게 말한다.

"엄지손가락을 따도 효과가 없으면 열 손가락 끝을 다 따시고 발가락 끝도 따주세요. 손의 십선혈과 발의 십선혈을 모두 따면 반드시 효과가 있을 것입니다.”

그렇게 손과 발을 모두 따고도 효과가 없다고 말하는 사람은 본 적이 없다.

급체가 심각할 때 특정 부위를 자극하면 기혈이 순환하게 되는 것은 과학적 원리이다. 그중에서 엄지손가락을 주로 따는 것은 엄지손가락 안쪽 부분이 폐의 기능과 관련된 중요한 경혈자리인 소상혈이기 때문이다. 그래서 급성으로 기운이 막혀있는 경우에는 우선 엄지손가락부터 따주기를 한다. 체증이 심해 몸의 곳곳이 막혀 있다면 다른 기관과 연결되어 있는 손가락과 발가락을 따줘야 하는 것이다.

심각한 급체일 때는 손가락을 따면 검은 피가 나온다. 흔히 죽은피라고 하지만 사실 검은 피가 ‘죽은피’는 아니다. 급체를 하게 되면 혈액순환이 잘 안돼 혈중 산소가 감소해 이산화탄소와 노폐물만 남겨져서 검게 보이는 것뿐이다. 피 자체가 죽거나 문제가 있는 것은 아니다.

정 피를 보는 게 싫은 사람들에게는 다른 방법도 있다. 물론 따기요법 정도의 효과를 기대하기는 어렵지만 그래도 어느 응급처치의 효과는 거둘 수 있다. 따기를 하지 않고 할 수 있는 급체의 응급처치는 다음과 같다.

급체의 응급처치

1. 목 아래에서 명치까지 가볍게 두드려준다.

2. 배에 손을 대고 회전을 시키며 마사지한다.

3. 엄지손가락과 검지 사이의 들어간 부위인 합곡혈을 누른다.

4. 엄지발가락과 검지발가락 사이의 들어간 부위인 태충혈을 누른다.

5. 엎드린 상태에서 목에서 허리까지 척추를 만지고 내려가면서 훑어준다.

6. 엎드린 상태에서 경추(목뼈)와 흉추(등뼈) 사이를 발로 지그시 밟아준다.
   이때 발 모양은 척추와 수직이 되도록 한다.

따기요법을 비롯한 응급처치들은 효과적이지만 만성체증에는 역부족이다. 만성체증은 대부분 심각한 정신적 문제나 체질적 조건, 잘못된 식습관으로 인해 나타나기 때문이다.

다만, 엄지손가락 따주기는 심한 체증에 대한 응급조치로는 매우 탁월한 효과가 있다. 급체 혹은 만성체증 때문에 머리가 아프고 가슴이 답답하며 숨이 막히는 증세가 오면 응급처치 외에 달리 방법이 없다. 우선 엄지손가락을 따고 급체의 응급처치를 하면 대부분 효과가 있다. 따라서 엄지손가락 따기를 위한 사혈침은 가정상비약처럼 준비해두는 것이 좋다. 급체에 엄지손가락 따주기와 응급조치법은 만약의 경우에 최악의 상황을 피할 수 있는 요법이기 때문이다.

어깨의 열증과 종아리의 냉증을 제거하는 기혈순환법

　체증이 심해지면 반드시 나타나는 증세가 있다. 바로 어깨의 열증과 종아리의 냉증이다. 우리 몸의 열은 위로 올라가려는 성질이 있고, 반대로 차가운 기운은 아래로 내려가려는 성질이 있다. 물, 공기와 마찬가지다. 그런데 어깨와 종아리는 우리 몸의 최상단인 머리와 최하단인 발로 가는 길의 중요한 길목이다. 머리로 가는 기혈은 반드시 어깨를 거쳐야 하고 발로 가는 기혈은 종아리를 반드시 거쳐야 한다. 일종의 베이스캠프인 셈이다. 따라서 체증 때문에 기혈순환이 제대로 이루어지지 않으면 열기와 냉기가 베이스캠프에 모이게 되는데 그래서 나타는 것이 어깨의 열증과 종아리의 냉증이다.

　만성체증을 앓고 있는 사람들은 어깨와 팔뚝, 흉추 주변을 누르면 극심한 통증을 느낀다. 기혈이 막혀 주변의 근육이 긴장되기 때문이다. 그렇게 되면 식도의 입구인 인문이 근육의 압박을 받아 좁아지게 되고, 그 결과 체증이 심화될 수 있다. 심한 경우 식도협착증까지 생긴다. 따라서 빨리 어깨를 비롯한 흉부의 열을 풀어줌으로써 식도의 수축을 막아주어야 한다.

　상체로 열이 몰리게 되면 반대로 꼬리뼈 아래의 하체는 차다 못해 냉기가 감돈다. 체증에 걸리기 쉬운 몸인 흉열복한의 상태다. 이때 종아리의 부종 혹은 냉기는 대장과 직장사이의 백문을 수축시켜 변비를 심하게 하는 원인이 된다. 체증을 악화시키는 지극히 나쁜 상태가 되는 것이다. 급체에 걸린 상태에서 상체의 열이 심해지고 하체의 냉기가 심하면 체증은 만성화되기 때문이다.

또한 대개 어깨에 열증과 종아리에 냉증이 있으면 손과 발이 차가워지며 혈류가 막히는 부분이 생긴다. 그렇게 되면 정상적인 부위에 필요 이상의 혈액이 들어가며 기혈순환의 불균형이 생긴다. 안면홍조와 얼굴 화끈거림, 두통, 가슴답답증, 체기 등이 심해진다.

따라서 체증에는 반드시 어깨의 열증과 종아리의 냉증을 풀어주는 것이 좋다. 어깨의 열증이 해소되고 종아리의 냉증이 제거되어야 기혈순환이 되며 체증이 해소되기 때문이다.

어깨의 열증을 제거하는 기혈순환법

1. 뒷목 아래, 양 어깨의 중간부분에 양손을 교차시켜서 지압한다.

2. 오른손으로 왼쪽 어깨를 풀어주고 마사지한다.

3. 왼손으로 오른쪽 어깨를 풀어주고 마사지한다.

4. 팔꿈치 아랫부분과 윗부분을 지압한다.

5. 어깨부터 흉추까지 엄지손가락으로 지압한다.

지압봉 사용법

1. 지압봉으로 어깨 주변을 두드린다.

2. 흉부의 척추 부위 좌우로 지압봉을 깔아놓고 누워서 지압을 한다.

3. 어깨를 두드린 후에 양 옆구리를 지압하고 마사지한다.

공 사용법

1. 테니스공과 같은 부드러운 공을 바닥에 놓고 누워서 어깨 주변을 지압을 한다.

2. 특히 통증이 느껴지는 부위를 공으로 자극한다.

3. 1,2 과정을 반복한다.

어깨의 열증은 지압이나 마사지로 쉽게 풀리지는 않는다.

가장 효과적인 방법은 전신욕이다. 38~40℃의 따뜻한 물을 욕조에 받아 전신을 담근 후에 마사지하는 것이 효과적이다. 수압을 이용해서 어깨와 팔뚝과 팔목을 차례대로 마사지하는 것도 좋다. 어깨를 제대로 풀어주면 식도가 편해지며 체기가 자연스럽게 내려가는 효과가 있다.

종아리의 냉증을 제거하는 기혈순환법

1. 두 손으로 양쪽 종아리를 마사지하며 지압한다.

2. 만지는 요령은 종아리의 중앙을 중심으로 양 옆면을 손바닥으로 지그시 누른 뒤 천천히 돌리듯이 마사지한다.

3. 종아리 관절 중앙 부위의 통증이 심할수록 냉기가 많은 것이므로 집중적으로 마사지한다.

4. 1~3 과정을 서서히 반복하여 냉기를 제거한다.

5. 발등, 발바닥까지 마사지하는 것도 좋다.

지압봉 사용법

1. 지압봉으로 다리를 톡톡 두드린다.

2. 종아리 부분을 밀거나, 통증이 느껴지는 부위를 잘 두드린다.

3. 발바닥을 비롯하여 종아리, 허벅지까지 고르게 두드린다.

4. 종아리의 중앙 부위와 종아리뼈 양옆의 근육을 마사지하듯 두드린다.

어깨를 풀어줄 때는 반드시 종아리 마사지를 병행해야 효과가 좋다. 매일 30분가량을 꾸준히 지압하고 마사지하면 기혈순환이 잘된다. 기혈이 뭉쳐 있는 상태를 풀어주는 데 최고의 효과가 있다. 종아리의 뭉침이나 냉증이 심하면 족욕을 하는 것도 좋다. 발과 종아리의 관절까지 38~40℃의 물에 10분에서 20분 정도 족욕하는 것은 냉증 제거에 매우 효과적이다. 이때 수건 등으로 발을 감싼 뒤 물에 담그면 더욱 효과적이다. 종아리와 발의 냉기는 빨리 제거하지 않으면 체증이 해소되지 않는다. 어깨의 열증은 식도와 위장의 기능을 저하시키고 종아리의 냉증은 소장과 대장의 기능을 저하시키기 때문이다.

실제 체증으로 인해 식도와 위장의 기능이 저하되면 어깨의 열증이 심하다.

체증이 심해지면 어깨와 근육의 뭉침이 심해서 좀처럼 풀리지 않는다. 특히 어깨의 뒷목 아래의 통증이 극심하면 식도의 인문이 막혀 있는 경우가 많다. 식도는 음식물 출입국관리소로, 뒷목 아래의 어깨에 경혈점이 있다. 심한 경우, 그곳의 뼈가 위로 돌출되며 경추의 뼈가 솟아나는 경우도 있다. 반면에 종아리의 냉증은 소장과 대장의 기능 저하를 나타낸다. 특히 종아리는 위장과 비장의 경락과 경혈이 있어 체증에 매우 민감하다. 따라서 어깨의 열기를 내리고 종아리의 냉기를 풀어주면 수승화강이 되어 소화관이 따뜻해지며 체기가 풀어지는 자연치유가 된다.

식적을 치유하는 복부 마사지법

식적은 소화관에 노폐물이 쌓여 있는 것을 말한다. 체증 때문에 음식물이 더 이상 내려가지 않고 정체된 상태이다. 증세는 급체와 거의 유사하다. 식후에 가슴이 답답하고 트림 등이 나고 배에 팽만감이 있고 헛배가 부른 느낌이 있다. 그런데도 속은 허전해서 계속해서 음식을 찾게 되고 결국 비만 체질까지 발전하게 된다.

잦은 트림이나 소화불량, 속쓰림, 가래와 침이 많이 생기는 증세는 모두 식적 때문이다. 식적은 음식물에 의해서 생기지만 반드시 과식이나 폭식만이 원인이 아니다. 기본적으로 체증이 원인이 되어 음식물이 쌓여 기혈순환을 막는다. 그렇게 되면 오장육부의 기초기능이 저하되어 노폐물이 잘 배설되지 않고 축적된다.

그 결과 식적이 쌓이게 되는데 식적은 심혈관질환, 동맥경화증, 뇌출혈 등과 같은 합병증을 유발한다. 그래서 일단 체증에 걸리면 식적을 의심해보고 그에 따른 자연치유법을 실시해야 한다.

체증은 주로 위와 식도의 기능 이상으로 많이 생기는 반면 식적은 주로 소장과 대장에 나타난다. 소화기관이 연결되어 있기 때문에 체증과 함께 증세가 나타나면 어느 것이 원인인지 명확하게 밝혀내기 어렵다. 다만 식적이 있는 상황에서 급체가 생기면 그 증세가 더욱 심각하게 나타난다.

토하고 설사하며 머리가 아프고 어지럽다. 손발이 차갑게 되고 식은땀을 흘리며 명치끝이 아프다. 숨을 쉬기가 힘들고 팔다리가 뒤틀린다. 심하면 정신을 잃고 쓰러진다.

식적을 일으키는 원인 중에 식상중도 있다. 식상중이란 음식을 지나치게 많이 먹거나 익지 않은 음식, 변질된 음식 등을 먹고 비위가 상해 허약해진 증세를 뜻한다. 주로 과식과 폭식, 야식 등이 주원인일 때가 많다. 또 너무 차거나 뜨거운 음식, 지나치게 자극적이거나 기름진 음식 등을 즐겨 먹게 되면 발생한다.

식상증의 기본적 증세

1. 속이 더부룩하고 답답하다.

2. 음식 냄새를 기피한다.

3. 신물이 올라오거나, 트림을 하면 고약한 냄새가 난다.

4. 배가 살살 아프거나 설사를 한다.

5. 머리가 아프고 열이 나는 경우도 있다.

6. 입냄새가 심하며 헛구역질을 한다.

7. 대변이나 방귀 냄새가 지독하다.

급체나 만성체증이 식상증과 반복되면 식적이 생긴다. 체증과 식상증이 반복적으로 나타나면 소화기관에 탁한 기운이 정체되어 풀어지지 않아서 음식물이 쌓이기 때문이다.

다음은 식적의 자가진단법이다.

식적의 자가진단법

1. 얼굴빛이 누렇거나 붉은 기운이 감돈다. ☐
2. 배는 항상 더부룩하고 가스가 차서 불룩하다. ☐
3. 뱃속에서 꾸룩거리는 소리가 잘 나고 몸이 무겁다. ☐
4. 잘 붓고 피곤하며 잠도 많아지고 기분이 가라앉는다. ☐
5. 대변이 질퍽하거나 가늘어 시원찮고 소변이 탁하다. ☐
6. 식사 전후에 배가 살살 아프거나 대변 전에 배가 아플 때도 있다. ☐
7. 수면을 취할 때, 배를 내놓고 자거나 시원한 곳을 찾아
   잠을 자려는 경향이 있다. ☐
8. 수면 중에 식은땀을 흘리거나 잦은 기침을 한다. ☐
9. 변비증세가 있거나 배변 후에 식욕이 떨어진다. ☐
10. 변비가 지속되면 위산과다가 되어 과식이나 폭식을 하게 된다. ☐

이상의 증세에서 다섯 가지 이상만 해당이 되어도 식적이 있는 것이다.

식적은 체중이나 식상증과 결합하여 만성화되기 쉽다. 그렇기 때문에 식적을 예방하기 위해서는 체기나 식상증이 해소된 뒤에도 지속적으로 관리해야 한다. 우선 2~3일은 위가 상하지 않도록 폭식과 과식을 절대로 하지 않고 최소 3주간은 음식섭취에 주의를 기울여야 한다.

식적에 걸렸을 때 좋은 자연치유법으로는 복부 마사지가 있다. 매일 30분에서 1시간씩 배 마사지를 직접 하거나 타인에게 해달라고 하는 것이 좋다.

필자는 군대에서 치아 여러 개가 한꺼번에 썩어 음식물을 씹지 않고 삼킨 탓에 심각한 식적에 걸린 적이 있다. 당시 얼굴이 시커멓게 변하고 복부를 건드리기만 해도 극심한 통증이 있었다. 제대 후에 매일 1시간씩 약 한 달간을 꾸준히 복부 마사지를 해서 자연치유했다.

식적을 치유하는 복부 마사지법

1. 손바닥을 펴서 명치와 배꼽의 중간지점인 중완에 놓고 배는 고정한 채 손바닥으로 회전운동을 시작한다. 이때 회전방향은 시계방향이든 반시계방향이든 관계없다.

2. 회전운동이 힘들면 손가락 5개만을 고정한 상태로 지긋이 지압한다.

3. 최소한 10분 단위로 회전운동을 한 후에 손을 떼고 4분간 배를 원형으로 마사지한다.

4. 손바닥을 펴서 배꼽에 놓고 회전운동을 시작한다.

5. 시계방향 혹은 반시계방향으로 손을 고정해 배꼽 주변을 마사지한다.

6. 손가락 5개를 고정한 후 최소한 10분 단위로 회전운동을 한다.

7. 배를 만져봐서 딱딱한 부위가 있으면 그곳에 손가락을 대고 회전운동으로 뭉친 것을 푼다.

8. 옆구리와 갈비뼈 등 통증이 느껴지는 곳을 회전운동으로 풀어준다.

이상의 방법을 매일 반복하면 식적은 자연스럽게 내려간다. 약물이나 외과적인 치료를 하는 것이 아니기 때문에 몸에 무리가 없고 자연스레 위장운동을 촉진시켜 효과가 좋다. 어떤 분들은 배에 장침을 맞는 것으로 식적을 풀기도 하는데, 위험성이 있고 시간과 비용 면에서 볼 때 그리 효과적이지 않다. 자신이 직접 손으로 마사지하는 것이 가장 효과적이다. 단 핵심은 매일 규칙적으로 반복해야 한다는 것이다.

체증을 자연치유하는 운동요법

체증 운동을 연구하게 된 동기는 필자의 몸을 치유하기 위해서였다. 필요는 발명의 어머니라는 말이 있듯, 체증 때문에 고생할 때마다 운동요법을 하나씩 연구하고 검증했다.

기본적으로 체증의 원리를 알면 운동요법을 찾기도 쉽다. 식도의 연동운동을 활발하게 해주고 소화기관과 관련된 근육에 자극을 주는 법을 찾으면 되기 때문이다.

필자는 체증을 연구하기 위해 몸소 체기를 내리지 않고 하나씩 경험을 해보았다. 체기가 생겼을 때 운동만으로 내리는 과정을 반복했다. 처음에는 그 방법을 찾기가 무척 어려웠다.

하지만 여러 궁리 끝에 조금씩 보이지 않던 것들이 보이기 시작했다. 우선 어마어마한 양을 먹고도 체중에 걸리지 않는 곰을 보면서 아이디어를 얻었다. 또 훨씬 큰 먹이를 삼키고도 체중에 걸리지 않고 소화하는 뱀을 떠올렸다. 그리고 천 년을 산다는 학의 긴 목과 대식가 황소가 체중에 걸리지 않는 이유를 찾았다. 또한 한꺼번에 일주일치 식사를 하고도 체중에 걸리지 않는 호랑이의 식성에서도 이유를 찾아보려고 했다. 엄청난 속도로 많은 양을 먹고도 체중에 걸리지 않는 씨름선수, 스모선수 등의 움직임을 관찰했다. 지구상의 여러 동식물들을 떠올리고 체중의 해소를 생각한 결과, 자연치유를 할 수 있는 운동요법을 창안해낼 수 있었다.

체중을 자연치유하는 운동요법의 기본

1. 소가 자주하는 자세: 고개를 들고 상하, 좌우로 흔든다.

2. 뱀의 걸음걸이 자세: 고개를 약간 들고 좌우로 몸을 흔들며 나아간다.

3. 곰의 걸음걸이 자세: 좌우로 어깨를 흔들며 다리를 팔자로 걷는다.

4. 호랑이의 걸음걸이 자세: 고개를 바로 세우고 두 발이 11자가 되게 하며 걷는다.

5. 스모선수들의 자세: 기마자세로 다리를 번갈아가며 하늘로 치켜들었다

가 내린다.

6. 씨름선수들의 자세: 반 기마자세로 좌우로 허리를 흔든다.

7. 학의 식후 자세: 고개를 위로 쳐들고 한쪽 다리를 들고 선다.

이상의 동물과 인간의 모습을 보고 운동법을 고안해 실험해본 결과, 효과가 뛰어났다. 이 운동들은 모두 체중을 해소하기 위한 맞춤식 운동으로 고안되었다. 그래서 하체에 힘을 모아 하복부의 냉기를 다스리고, 어깨의 뭉친 열기를 다스리는 동작이 많다. 또 식도의 연동운동을 활발히 할 수 있는 자세들로 구성되어 있다. 꾸준히 따라하다 보면 반드시 체중을 내리는 효과가 나타날 것이다. 지금부터 한 동작씩 자세히 알아보도록 하자.

1. 식도의 이완과 수축운동 – 소가 자주하는 자세

기본자세는 먼저 엉덩이를 뒤로 빼고 배에 힘을 준다. 그리고 숨을 들이마셔 가슴을 내미는 자세를 취한다. 식도와 위장을 충분하게 수축시키는 최적의 자세이다.

이 자세는 식도와 연결되어 있는 목뼈(경추)와 목, 어깨 주변의 근육을 풀어준다. 그렇게 되면 식도의 수축과 이완이 활발하게 되어 체중을 내리는 효과가 있다. 또한 가슴과 명치 부위에 자극을 주어 식도와 위장의 연동운동을 도와준다. 반복적으로 하면 대단히 효과적이다.

1. 황소처럼 고개를 뒤로 젖혀 뒷목의 풍부혈을 자극하며 양 어깨를 위로
   올린다.

2. 등을 뒤로 젖혀서 등의 중앙 부위 중심점이 자극되도록 한다.

3. 등을 뒤로 젖히고 양팔을 뒤로 최대한 젖혀 명치 부위를 자극한다.

4. 이 자세를 3분 정도 취하다가 반대로 고개를 숙이고 다시 편안한 자세를
   취한다.

2. 식도와 위장의 괄약근을 강화하는 보행 – 뱀의 걸음걸이

기본자세는 식도의 이완과 수축운동을 할 때와 같다.

이 자세는 상체를 비틀어줌으로써 좌우의 균형을 잡아주고 내장의 소화관을 자극해준다. 식도에서 대장까지 소화관의 연동운동을 강화시켜주며, 체기를 내리는 효과가 있다. 트위스트 춤을 추듯 걸으면 몸의 긴장이 풀리며 동시에 소화관의 기능이 좋아진다.

1. 뱀이 기어가듯 양팔을 한데 모아 어깨를 최대한 틀어가며 걷는다.

2. 발의 각도는 45°로 틀고 배를 넣어 갈비뼈의 근육이 땅기도록 몸을 뒤튼다.

3. 목과 어깨, 상체가 틀어지도록 걸으면 식도와 위장의 괄약근이 강화되며
   소화가 된다.

4. 이 자세를 최대 10분 정도 취한다.

3. 소화관의 연동운동 강화 보행 – 곰의 걸음걸이

기본자세는 뱀의 걸음걸이 운동과 같다.

이 자세는 좌우의 어깨를 많이 움직여줌으로써, 식도와 위장의 연동운동을 강화시켜준다. 좌측과 우측의 어깨를 번갈아가며 흔드는 동작이기 때문에, 식도를 비롯한 위장, 소장, 대장의 연동운동이 효과적으로 이루어진다.

1. 곰의 걸음걸이처럼 좌와 우의 어깨를 흔들며 팔자걸음으로 걷는다.
2. 몸의 중심점은 고정한 상태로 상체를 좌우로 흔들며 배에 힘을 주어 당기는 느낌이 들도록 한다.
3. 그 자세로 걸으며 최대한 위장과 소장, 대장이 연동운동을 하게끔 한다.
4. 이 자세는 최대 20분 정도 하는 것이 가장 효과적이다.

4. 소화관의 수축과 이완을 강화하는 보행 – 호랑이의 걸음걸이

기본자세는 곰의 걸음걸이 운동과 같다.

이 자세는 몸의 균형을 최적화해 소화관의 활동력을 높인다. 또한 하체에 힘을 집중해서 기운이 아래로 내려오도록 하여 소화관의 연동운동이 안정되도록 한다. 전통적으로 호보법이라고 알려져 있는데, 기혈순환에 도움이 되고 몸의 균형을 바로잡아주며, 소화관을 강화하고 체기를 내리는 효과가 있다.

1. 호랑이의 걸음걸이처럼 발끝과 손끝이 일직선상에 놓이도록 걷는다.

2. 하체에 힘을 주고 천천히 11자로 걸으며 배와 단전을 안으로 당긴다.

3. 무게중심이 하체로 쏠리면 소화관의 수축과 이완이 안정이 된다.

4. 이 자세는 최대 10분 정도 하는 것이 효과적이다.

5. 그 밖의 소화기관의 시스템을 정상화하는 운동들

기본자세는 기마자세를 취한다. 이 자세는 하체에 무게중심이 쏠리도록 해 내장을 튼튼하게 한다.

하체의 무게중심이 잡힌 상태에서 좌우로 움직이는 운동은 소화관의 연동운동에 강한 영향을 미친다. 소화가 안되거나 머리에 열이 오를 때, 이 자세만으로 열을 내리고 소화기능을 강화시킬 수 있다.

1. 스모 자세: 스모선수들의 자세로 기마자세를 하고 다리를 번갈아 올렸다 내린다.

2. 씨름 자세: 씨름선수들의 자세로 기마자세를 하고 허리를 회전시킨다.

3. 학의 식후 자세: 학처럼 한쪽 다리를 들고 서 있는 상태를 번갈아 한 번씩 한다.

4. 위의 운동법은 한 번에 5분씩 2~3회 반복한다.

이상의 체중운동을 매일 30분에서 1시간만 계속하여도 엄청난 효과가 있다.

실내에서 가볍게 할 수 있으면서도 최대한의 효과를 거둘 수 있다. 실제 많은 분들이 효과를 인정했고 호응을 보냈다. 반복적으로 꾸준히 하는 것이 가장 좋다.

체증을 내리는 경혈점 자극법

소화기는 뼈와 근육으로 감싸져 있다.

식도는 흉강과 복강을 이어주고 위는 갈비뼈 안에 잘 감싸져 있어 뼈와 근육과 긴밀히 연결되어 있다. 그래서 체증이 일어나면 가슴이 뻐근하고 명치가 결리는 등 근육과 뼈의 통증이 느껴진다. 물론 무자각체증은 신경이 둔감해져서 통증을 느끼지 못하기도 한다.

그러나 사실은 자각체증이든 무자각체증이든 체증으로 인해 뼈와 근육을 감싸는 신경이 수축되어 정상적인 컨디션은 벗어난 상태이다. 그만큼 소화기를 둘러싼 뼈와 근육도 깊숙이 관련이 되어 있다.

체증으로 인한 뼈와 근육의 이상 징후

1. 뒷머리의 움푹 들어간 부위인 풍부혈을 누르면 통증이 있다. □
2. 뒷머리의 양쪽 귀밑머리 아래에 들어간 부위인 풍지혈을
   누르면 통증이 있다. □
3. 뒷목이 경직되고 당기는 등 통증이 있다. □
4. 어깨가 결리고 날개뼈 중앙 부위의 근육이 뭉쳐진 게 느껴진다. □
5. 허리가 아프고 다리의 신경이 당기는 느낌이 든다. □
6. 목 아래에 뭔가 걸린 듯하고 답답한 느낌이 있다. □
7. 명치에 결림이 느껴지고 답답하다. □
8. 옆구리 아래쪽이 결리고 미세한 통증이 느껴진다. □
9. 날개뼈 주변과 그 아래가 결리고 통증이 느껴진다. □
10. 명치와 배꼽의 중간인 중완에 팽만감이 있다. □
11. 배꼽주변을 누르면 아프고 뭉친 느낌이 있다. □

체크된 항목이 6개 이상이면 체증일 가능성이 매우 높다.

특히 6~10번까지는 체증의 확실한 증세이다. 이런 이상 징후가 감지되면 우선 경혈점을 자극해야 한다. 자극하는 방법은 지압을 반복하거나 손을 사용하여 마사지하는 것이 효과적이다. 체증의 경혈점은 정해져 있지만 근육 뭉침이 불규칙적으로 나타나기 때문에 아시혈을 찾아서 하는 것이 좋다. 아시혈이란 경직된 부위 중에서 특히 압통이 느껴지는 부위를 뜻한다.

체증 때문에 근육이 뭉친 부위는 심할 경우 지압을 하면 소리를 지를 정

도로 통증이 심하다. 대부분의 사람들은 급소를 건드렸기 때문에 아픈 것이라고 생각하지만 정상적인 사람은 위의 1~11번까지 어디를 눌러보아도 별로 통증이 없다. 체질적으로 밸런스가 무너졌을 때에만 통증이 뚜렷하게 나타난다.

체증을 내리는 경혈점 자극법

1. 위의 1, 2, 3, 4, 8번의 증상이 나타나면 해당 부위를 직접 마사지한다.

2. 5번 증상의 경혈점은 허리의 신유혈을 누르고 아시혈을 지압한다.

3. 6, 7번 증상의 경혈점은 손으로 가볍게 치는 것이 효과적이다.

4. 9, 10, 11번 증상의 경혈점은 다른 사람에게 마사지를 부탁한다.

　평소에 건강한 사람이라면 경혈자극법만으로도 즉시 효과가 나타난다. 특히 남성들은 이상이 없는 사람이 많고 이상이 있어도 체증 초기인 경우가 많아 경혈자극법만으로 치유 가능하다. 그러나 여성들은 다르다. 특히 젊은 여성들은 자각이나 무자각체증이 있는 사람이 대부분이다. 여성이 체증에 잘 걸리는 이유 중에서 브래지어의 착용도 한 요인이 된다. 실제로 미국에서는 1991년부터 1993년까지 연구를 통해 브래지어 착용과 유방암의 상관관계를 밝혀냈다. 체증도 마찬가지다. 여성의 브래지어의 와이어와 끈이 기혈순환에 장애를 주기 때문에 체증에 걸릴 확률이 높아진다. 그래서 만성체증으로 고생하는 여성들은 무의식적으로 브래지어를 기피하기도 한다. 또 여성들은 남성에 비해 피부 노출을 많이 한다. 특히 겨울철에 짧은 치마를 입는 여성들은 체증에 걸릴 확률이 더욱 높다. 가슴과 머리는 더욱 뜨겁게 되고 복부와 하체는 차가워지기 때문이다.

반면에 젊은 남성들은 상대적으로 체증에 걸릴 가능성이 낮다. 여성에 비해 몸이 따뜻하고 피부노출도 덜하다. 운동을 상대적으로 더 많이 하는 것도 한 가지 이유다.

신체적인 차이도 이유가 된다. 여성은 자궁의 기능을 중심으로 생체활동이 이루어지기 때문에 남성보다 체수분 비율이 10~15%가량 많아 몸이 차다. 아무래도 체증에 더 많이 걸릴 수밖에 없다. 또 일반적으로 여성이 남성에 비해 감성적이고 섬세한 면이 있어 정신적 스트레스에 약한 것도 체증에 잘 걸리는 이유가 된다. 특히 스트레스 때문에 발병하는 일명 '화병'으로 고생하는 사람들은 대부분 체증으로 고생한다.

문제는 이렇게 체증으로 고생하면서도 '괜찮겠지' 하는 생각에 그냥 넘어가는 경우가 많다는 것이다. 오래될수록 좋은 것은 술과 친구뿐이다. 급체가 반복되면 만성체증이 된다는 사실을 깨달아야 한다.

소화기 시스템은 생명과 직결되어 있기 때문에 급체가 되어도 빠르게 시스템을 정상화하려는 특성이 있다. 대개 급체가 되면 소화기 시스템 장애로 인해 2~3일간 심각한 증세가 나타난다. 그러다가 3일을 전후해서 자연히 사라지는데, 그렇다고 체증이 완전히 사라진 것은 아니다. 체증의 상태에서 소화기 시스템이 재가동된 것으로, 다르게 생각하면 체기가 잠복하고 있는 상태다. 그렇게 되면 체증으로 인한 뼈와 근육의 증세가 나타나며 몸과 마음이 피폐해진다.

따라서 일단 급체를 비롯한 체증에 걸린 적이 있다면 경혈점 자극법으로 체기를 내리는 것이 바람직하다. 소화기의 신경총과 연결된 뼈와 근육이 정상화되어야 체기가 내려가며 시스템이 정상화되기 때문이다.

소화기의 기능을 회복시키는 핫팩요법

체증에 걸렸을 때 집에서 손쉽게 치유할 수 있는 방법 중 핫팩요법이 있다.

일반적으로 핫팩은 겨울철 손난로 혹은 외과적 처치법 중의 하나로 알려져 있지만 저하된 소화기의 기능을 되살리는 데도 효과가 있다. 체증이나 소화불량 혹은 내과적 증세에도 정확한 위치에 핫팩을 하면 효과가 좋다. 특히 체증이 자주 유발되는 체질은 핫팩요법만으로도 심각한 급체를 예방하기도 한다.

"저는 체한 느낌이 있으면 명치와 배꼽 사이에 핫팩을 해요. 그러면 금방 체기가 내려가죠. 예전에는 체하면 심하게 고생했는데 핫팩요법을 알고 난 뒤부터는 그런 고생을 덜 하게 되었어요."

핫팩요법을 적절히 사용하는 사람들이 자주하는 말이다.

실제 핫팩요법은 소화기의 기능을 회복시키거나 체중을 내리는 데 효과적이다. 경혈의 자극과 열을 통한 치료법인 뜸요법과 유사한 효과가 있다. 침과 뜸의 장점을 모두 지니고 있으면서도 최소한 12시간 이상 열이 지속되기 때문에 효과가 매우 좋다.

핫팩요법의 효과

핫팩요법의 효과는 다음과 같다.

첫째, 특정 부위의 체온을 올려주며 신경을 이완시켜 근육의 기능을 바로 잡는다.

체중으로 인해 경직되거나 통증이 있는 부위에 핫팩을 붙이면 그 부위의 체온이 높아지며 긴장되어 있는 신경이 이완된다. 막혔던 기혈이 순환되고 근육이 이완되면서 긴장된 신경을 이완시키기 때문이다. 뭉쳐 있던 신경이 이완되면서 소화기의 운동 능력을 회복시킨다. 근육피로, 경련, 미세 통증에도 효과가 좋다.

둘째, 따뜻하게 체온을 올려주면 신경을 이완시켜 진통효과가 있다.

통증이 있는 부위에 핫팩을 붙이면 찜질을 하는 것처럼 통증을 없애는 효과가 있다. 일종의 뜸이나 파스 역할을 하는 것이다.

셋째, 특정 부위 체온을 높여줘 혈액과 림프액의 순환을 좋게 한다.

핫팩을 붙이고 움직이게 되면 근육을 효과적으로 움직일 수 있다. 피부와 근육 사이에 흐르는 혈액과 림프액의 순환을 촉진시켜 각종 질환의 증세를 완화시킨다.

넷째, 뼈와 근육의 밸런스를 바로 잡는다.

근육이 단단하게 뭉쳐 근육과 뼈의 밸런스가 무너져 있는 부위에 핫팩을 붙이면 본래의 상태로 회복을 시켜주는 효과가 있다. 핫팩을 붙이면 근막과 근육의 움직임을 원활하게 하여 근육과 뼈의 밸런스를 좋게 해 활동성을 높여준다.

다섯째, 자율신경계의 이상을 바로잡아준다.

뼈와 근육의 밸런스가 무너지면 자율신경계에도 나쁜 영향을 미친다. 특히 체하면 날개뼈 중앙의 근육이 심하게 뭉치는 경우가 많은데 이때 근육과 뼈의 밸런스가 맞지 않아 척추에 있는 신경다발인 태양신경총들이 심각한 타격을 받을 수 있다. 척추의 신경들은 자율신경계를 조절하는 역할을 하므로 체중이 심하면 자율신경계에도 타격이 생긴다. 핫팩요법은 이런 증상을 완화시키는 효과가 있다. 척추 주변 근육이 뭉친 부분에 핫팩을 올려놓으면 근육이 이완되면서 압박되어 있던 태양신경총도 이완되기 때문이다.

마지막으로 경락과 경혈의 기체를 뚫어주는 효과가 있다.

특정 경락과 경혈점이 막혀 있는 상태를 기체(기막힘)라고 하는데, 핫팩은 그것을 뚫어주는 효과가 있다. 핫팩을 기체가 된 곳에 붙이면 기가 뚫리는 효과가 나타난다. 핫팩은 경락의 흐름을 좋게 하며 특정 부위에 붙이면 경혈점을 자극하여 기혈순환을 촉진시킨다.

이상의 핫팩효과는 초기증세의 체증엔 매우 특효가 있다. 심하지 않는 증세는 핫팩요법만으로도 체기가 내려가기도 한다. 지속적인 핫팩요법은 체질개선에 뚜렷한 효과가 있다.

체증을 내리는 핫팩 사용법

핫팩 붙이는 방법

준비: 작은 핫팩(손바닥 크기), 큰 핫팩(손바닥 두 개 크기)

1. 체증 때문에 걸리거나 아픈 부위(아시혈)에 붙인다.

2. 상체는 피부상태를 체크해서 뜨거운 부위는 옷 위에 붙인다.

3. 하체는 피부상태를 체크해서 찬 부위는 피부에 그대로 붙인다.

4. 핫팩이 지나치게 뜨거워 피부에 잘못하면 수포가 생기거나 화상을 입을 수 있으니 상황에 맞게 수건이나 찜질 주머니를 덧댄다.

5. 하체는 활동에 편리하도록 작은 핫팩을 붙인다.

핫팩요법 하는 부위

몸의 앞쪽

1. 가슴은 목 아래, 가슴 중앙, 명치 부위에 작은 핫팩을 붙인다.

2. 배에는 명치와 배꼽의 중간 지점인 중완과 배꼽에 큰 핫팩을 붙인다.

3. 배를 만져보아 딱딱함이 느껴지는 부위는 큰 핫팩을 붙인다.

4. 명치 아래와 복부사이가 불편하면 날개뼈 아랫부분에 큰 핫팩을 붙인다.

5. 체증으로 인한 변비는 배꼽 좌측 하단의 S결장 주변에 큰 핫팩을 붙인다.

6. 하체가 차면 단전에 큰 핫팩을 붙인다.

7. 체증으로 인한 생리불순, 냉 등이 있는 여성은 속옷 위에 생리대처럼 핫
   팩을 붙인다.

몸의 뒤쪽

1. 목 아래와 어깨 결림이 있는 부위에 작은 핫팩을 붙인다.

2. 명치 아래와 복부의 결림이 있으면 날개뼈 아래 부위에 작은 핫팩을 붙
   인다.

3. 소화 불량에는 종아리 뒤편 중앙 부위와 아킬레스근육 위쪽에 작은 핫팩
   을 붙인다.

4. 하체가 차면 꼬리뼈 부위와 엉덩이 하단에 작은 핫팩을 붙인다.

5. 속이 더부룩하고 가스가 차면 허벅지 안쪽, 바깥쪽에 작은 핫팩을 붙인다.

주의사항

1. 피부 트러블이 심한 체질은 피부에 자극을 주지 않도록 옷 위에 핫팩을

붙인다.

2. 하체가 차면 핫팩을 그대로 붙여도 별 상관이 없지만 상태를 보고 판단한다.

3. 지속적으로 붙이되 목욕이나 운동을 할 때는 잠시 뗴었다가 다시 붙인다.

핫팩은 효과가 빨리 나타나기도 하지만, 최소한 2주 정도는 지속해야 확실한 효과가 나타난다. 빠른 효과를 기대하고 며칠 붙인 후에 즉효가 나기를 바라서는 안 된다.

물론 효과가 빠른 사람들은 불과 몇 시간 내에도 효과가 나타난다. 그러나 체질적 차이 때문에 효과가 나타나는 시기는 저마다 다르다. 쉽고 간편하지만 그 효과가 확실한 핫팩요법으로 체중의 고통에서 벗어나보자.

천 년 전 100살을 넘게 산 중국의 명의 손사막의 식이요법 7가지

당나라 시대 최고의 의학자로 이름이 높았던 손사막은 그가 일생 동안 연구한 내용을 《비급천금요방》이라는 책에 집대성했다. 총 30권인 이 책에는 침술, 제약, 해독 등에 관한 그의 의술이 모두 담겨 있다. 이 중 26권에 기술되어 있는 식이요법 7가지는 그가 어떻게 장수했는지 알 수 있게 해준다. 또한 그것은 천 년 전의 방법이지만, 오늘날 현대인들이 체중을 극복할 수 있는 지혜와 더불어 올바른 식이요법을 제시하고 있다.

사실 손사막이 사망 당시 102세였는지 142세였는지 정확히 밝혀지지 않고 있다. 문헌상으로 보면 142세까지 장수한 기록이 사실일 확률이 높지만 이견이 분분하다. 그러나 당시의 시대적 상황으로는 100세 이상 장수했다는 것만으로도 놀라운 기록이다.

필자가 천 년 전 인물인 손사막을 주목하는 이유는 그의 식이요법이 체중의 자연치유법과 유사하다는 점 때문이다. 지금부터 그의 장수 비법인 7가지 식이요법을 살펴보자.

손사막의 7가지 식이요법

1. 식사량을 절제하라

배가 부를 만큼 먹지 말고 80%만 포만감을 느끼도록 먹어야 한다. 너무 배불리 먹으면 위의 소화 기능에 문제가 생겨 체증에 걸릴 확률이 높아지기 때문이다. 식사량을 조절하는 것은 건강의 기본이다. 체증이나 다른 소화기 질환들은 대개 무절제한 식사습관 때문에 생긴다. 폭식, 급식, 대식, 인스턴트식, 가공식이 만병의 원인이다. 의도적으로 밥 한 숟갈을 남긴다는 생각으로 밥을 먹자.

2. 절기에 맞는 음식을 먹어라

절기에 맞는 제철음식을 먹는 것은 영양학적으로도 한의학적으로도 매우 중요하다. 제철음식은 저장음식보다 영양소의 균형이 잘 잡혀 있고 인체의 생리적 상태를 잘 조절해주기 때문이다. 예를 들어 수박이나 참외를 한겨울에 먹는다고 가정해보자. 한여름은 우리 몸이 뜨거워지기 때문에 차가운 성질인 수박이나 참외, 멜론이 몸에 좋다. 그런데 이 과일을 몸이 차가워지는 겨울에 먹으면 어떨까? 차가워진 몸이 더욱 차가워지기 때문에 몸의 저항력이 떨어져 감기와 같은 질병에 걸리기 쉽다. 뭐든지 때에 맞는 것이 좋다. 제철음식으로 우리 몸을 보호하자.

3. 꼭꼭 씹어서 천천히 넘겨라

당연한 말이지만 음식을 꼭꼭 씹어서 천천히 먹는 것이 좋다. 입은 음식물이 소화기로 넘어오기 직전의 단계이다. 꼭꼭 씹을수록 침 안의 소화효소와 음식물이 닿는 표면적이 넓어져 소화가 잘된다. 폭식이나 급식, 대식을 하는 사람들은 꼭꼭 씹어서 천천히 넘길 여유가 없다. 꼭꼭 씹어서 천천히 넘기는 식사법은 소식을 해도 포만감을 느낄 수 있다. 밥 반 공기를 30분 동안 천천히 씹어 먹으면 생각보다 배가 부른 것도 이 때문이다.

4. 반드시 소금기 적은 담백한 음식을 먹어라

절대 너무 달고, 짜고, 시고, 맵고, 써서는 안 된다. 짜면 근육이 상하고 시면 뼈가 상하기 때문이다. 《비급천금요방》에서도 늙어서 팔다리가 아픈 것은 어렸을 때부터 너무 짜고 신 것을 많이 먹은 결과라고 경고한다. 혀는 담백한 음식을 좋아한다. 최근 다이어트에도 저염식 식단이 주를 이루고 있다. 나트륨을 필요 이상으로 많이 섭취하면 고혈압 등 여러 질병이 생긴다. 사람은 싱거우면 안 되지만 음식은 싱거운 것이 제일이다.

5. 식사할 때 절대 화를 내지 말라

기분 좋은 식사는 최고의 보약이다. 밥을 먹을 때 화를 내거나 스트레스를 받으면 소화기관이 긴장을 하게 되고 결과적으로 소화가 잘 안 된다. 따라서 밥 먹을 때 잔소리를 하거나 화를 내면 듣는 사람도, 말하는 사람도 함께 체증에 걸릴 확률이 높아진다.

6. 고기와 절인 채소는 조금만 먹어라

고기와 절인 채소는 조금만 먹는 것이 좋다. 절인 채소는 염분이 너무 많이 들어 있어 인체에 해롭다. 육류를 조금 먹고 싱싱한 자연식으로 식사를 하는 것은 자연치유력을 높여준다. 고기를 지나치게 많이 먹는 것을 경계해야 한다.

7. 식사할 때 술을 마시지 않는 것이 좋지만, 마셔야 한다면 취하지 말라

반주를 마시더라도 절대 취하지 않는 것이 좋다. 《비급천금요방》에서는 술을 취하도록 마시면 골수와 근골이 상하게 될 것이라고 경고한다. 술은 취하지 않을 정도로 마시면 약주가 된다. 적당량의 술은 소주 3잔 이내, 맥주 500cc, 와인 2잔, 양주 2잔, 청주 1잔 정도이다. 주량에 따라 차이는 있지만 소량의 술을 마시면 항혈전 효소인 우로키나아제의 생산이 촉진된다. 이 효소는 혈관의 내피세포에 있는 혈액의 흐름을 좋게 한다. 술도 적당량만 마시면 약이 되기도 하는 것이다.

이상의 식이요법만 잘 이행해도 체증은 충분히 예방할 수 있다.

체증은 타고난 체질적 조건에 의해 걸리기도 한다. 하지만 체증의 자연치유력에서는 식이요법이 80%를 차지한다. 그러한 점에서 천 년 전에 활동했던 명의 손사막이 제시한 7가지 식이요법은 금과옥조와 같은 자연치유법을 제시한다. 위의 식이요법을 잘 실행하면 체질개선이 되며 자연치유가 될 수 있다. 올바른 식이요법이 자연치유의 시작이기 때문이다.

체중 없는 세상, 소화기 건강법이 내 몸을 살린다

필자는 이 책을 집필하며 두 가지 소망을 간절하게 담았다.

첫 번째 소망은 소리 없는 살인자 '체중'을 없애고 '체중 없는 세상'을 만들고 싶은 것이다.

체중은 앞서 이야기한 것처럼 뇌졸중, 심장병, 고혈압, 당뇨병, 각종 암 등을 비롯한 만병의 원인이다. 그런데도 증세나 병명이 잘 나타나지 않아 방치하다 보면 치유가 몹시 어렵다. 심지어 한 사람의 정신을 좀먹게 해 인생을 나락으로 떨어뜨리기도 한다. 그래서 필자는 이 책을 읽는 독자들이 '체중'의 실체를 이해하고 자연치유법으로 완전히 퇴치할 수 있기를 간절히 바란다.

두 번째 소망은 소화기 건강법이 장수를 위한 건강관리법이라는 것을 전하고 싶은 것이다.

이 책의 핵심은 에너지 관리공단인 소화기 건강관리법이다.

흔히 "밥이 보약이다"라는 말을 한다. 이때 밥이란 음식물 전체와 그것을 건강하게 먹는 법까지 포함한 말이다. 필자는 여러 연구를 통해 세계 곳곳의 장수촌의 건강 비결이 소식, 다작식, 그리고 간소한 메뉴로 대변되는 소화기 건강법이라는 것을 알 수 있었다. 그래서 많은 사람에게 소화기 건강법을 널리 알려 사람들이 건강하고 행복하게 장수하는 데 기여하고 싶었다.

필자는 이 두 가지 소망을 위해 진정 가치 있는 내용을 담고자 노력했다. 어떤 소망이든 기도만으로 이루어지는 것은 아니다. 절실하게 노력하여 가치를 담아내고 실증적으로 현실화할 수 있어야 하기 때문이다. 그러한 면에서 나는 이 책의 원고에 나와 있는 내용대로 실험과 검증을 명확하게 했다. 이 책에 담겨 있는 자연치유법들을 면밀히 검증하고 수많은 연구를 통해 더 나은 자연치유법을 개발하고자 했다.

따라서 나는 마지막까지 충분히 검토하고 또 확인하여 단 한 사람의 독자가 이 책을 읽더라도 도움을 얻을 수 있도록 최선을 다했다. 이 책을 완성하기까지 혼신의 힘을 다해 도움을 준 김지영 님께 진심으로 감사를 드린다.

이 책을 통해 자각 혹은 무자각체증으로 인해 고통 받는 분들이 자연치유력으로 모두 건강한 삶을 되찾기를 바란다.

저자 의산 백승헌 근배

당신의 속은 평안하십니까?

아래의 진단법을 체크해보자. 이 체크리스트는 체증에 대한 자신의 상태를 점검하여 효과적인 치료를 도와주는 검사다. 평소 자신의 상황이나 상태와 일치하는 질문의 오른쪽 빈칸에 체크를 해보자.

자각체증의 진단 - 당신의 속은 평안하십니까?

1	소화가 잘되지 않고 배속이 더부룩하며 거북하다.	☐
2	상체에 열이 있고 머리가 무겁다.	☐
3	음식이 목에 걸린 것 같거나 배가 가득 찬 느낌이 든다.	☐
4	명치 주변이 걸리며 답답하고 불편하다.	☐
5	트림을 자주 하고 속이 메스껍다.	☐
6	윗배에 타는 듯한 통증이 느껴지고 구역질이 난다.	☐
7	아랫배가 더부룩하고 설사 등이 나타나며 속이 불편한 느낌이 있다.	☐
8	이마에 식은땀이 흐르고 뒷목이나 뒷머리에 열이 나며 미세한 통증이 있다.	☐
9	손발이 차갑고 기운이 없어지며 두통이 나타나기도 한다.	☐
10	기분이 우울해지고 힘이 없고 나른해지며 불쾌감이 일어난다.	☐
11	불안과 초조감이 잘 나타나며 변비가 심하다.	☐
12	매핵기가 느껴지고 가슴이 답답하며 소화가 안 된다.	☐

* 3~5개 : 초기 자각체증, 6개 이상 : 심한 자각체증

무자각체증의 진단 - 혹시 모르고 넘어가고 있지는 않습니까?

1	소화에도 별 문제가 없고 뱃속이 더부룩한 증세도 없는데 배가 나온다.	☐
2	상체의 열감을 잘 못 느끼지만 화가 잘 나며 피로감이 많다.	☐
3	폭식이나 과식을 하고 트림을 자주하며 가스배출이 많다.	☐
4	명치와 복부 부위가 단단하게 뭉쳐 있으며 팽만감이 있다.	☐
5	어깨와 등의 근육경직이 잘 생기며 허리가 아프거나 관절이 약하다.	☐
6	손과 발이 차며 얼굴이나 종아리가 잘 붓는다.	☐
7	기분의 변화가 많고 조울증이 있으며 피로감을 자주 느낀다.	☐
8	매사에 부정적인 경향이 있다.	☐
9	음식을 먹는 데 힘들지는 않지만 조금만 먹어도 살이 찐다.	☐
10	음식을 자주 많이 먹어도 살이 찌지 않는다.	☐
11	피부가 거칠고 어두우며 열꽃과 같은 트러블이 많다.	☐
12	머리카락이 잘 빠지고 목과 어깨가 잘 뭉치며 얼굴이 쉽게 붉어진다.	☐

*6~9개 : 초기 무자각체증, 10개 이상 : 심한 무자각체증

체증 진단

자각체증의 경우엔 증세가 뚜렷하게 나타나기 때문에 대부분 체기를 느끼는 경우가 많다. 그러나 무자각체증은 증세가 거의 없기 때문에 자각체증과 동시에 일어나기도 한다.

자각과 무자각체증의 체크를 전부 합하여 17개 이상이 되면 심각한 체증으로 자연치유법을 적극 실행해야 한다.

| 참고문헌 |

1. 《병 안 걸리고 사는 법》 신야 히로미, 이아소, 2006

2. 《체온 1도 올리면 면역력이 5배 높아진다》 이시하라 유미, 예인, 2010

3. 《미네랄 백과 사전》 노구치 데쓰노리, 아르고나인, 2010

4. 《소금, 알고 먹으면 병 없이 산다》 손숙미, 한언, 2008

5. 《병 안 걸리는 식사 & 음식》 이시하라 유미, 한언, 2008

6. 《동의수세보원》 이제마, 을유문화사, 2002

7. 《잘못된 식생활이 성인병을 만든다》 미국상원영양문제특별위원회, 형성사, 2003

8. 《현대인은 효소를 밥처럼 먹어야 한다》 김희철, 소금나무, 2009

9. 《산야초로 만드는 효소 발효액》 최양수, 하남출판사, 2005

10. 《생활단식 다이어트 & 건강법》 백승헌, 휴맨앤북스, 2004

11. 《노화와 질병》 레이 커즈와일, 테리 그로스만 공저, 이미지박스, 2006

12. 《원본 야채수프 건강법》 다테이시 가즈, 다문출판사, 2009

13. 《체질혁명》 백승헌, 미래사, 1999

14. 《죽염요법》 김윤세 편, 광제원, 1997

15. 《동의사상의학강좌》 류주열, 대성의학사, 1996

16. 《식단의 건강혁명》 백승헌, 고요아침, 2009

17. 《인체기행》 권오길, 지성사, 2010

18. 《하버드 의대가 당신의 식탁을 책임진다》 월터 C 월렛, 동아일보사, 2009

19. 《의사가 못 고치는 환자는 어떻게 하나?》 황종국, 우리문화, 2005

20. 《내 몸 내가 고치는 식생활 혁명》 조엘 펄먼, 북섬, 2007

21. 《국역 황제내경: 소문 영추》 배병철, 성보사, 2000

22. 《임상방제학 강좌》 노영범, 대성의학사, 2000

23. 《사암침법으로 푼 경락의 신비》 김홍경, 식물추장, 2001